JN296409

食品の生理機能評価法
―実験系とツールの新展開を目指して―

日本栄養・食糧学会
監修

津田 孝範・堀尾 文彦・横越 英彦
責任編集

建帛社
KENPAKUSHA

Development of Novel Methodologies Estimating Functional Foods

Supervised by
JAPANESE SOCIETY OF
NUTRITION AND FOOD SCIENCE

Edited by
Takanori Tsuda
Fumihiko Horio
Hidehiko Yokogoshi

© Takanori Tsuda et al. 2007, Printed in Japan

Published by
KENPAKUSHA Co., Ltd.
2-15 Sengoku 4-chome Bunkyo-ku Tokyo Japan

序　文

　食品の生理機能の評価法については，ゲノミクス，プロテオミクスを基礎としたバイオマーカーの研究が盛んに行われている。このような研究に並行して，実際の研究開発の現場において食品の生理機能を評価するためには，試験管および細胞レベル（*in vitro*）での優れたモデル実験系の構築や，評価の目的に合致した多彩な疾患モデル動物（*in vivo*）の開発が不可欠である。またこのような主旨に基づく生理機能評価を迅速，簡便に行うためのツールの開発が必須となっており，今まで開発された評価法が再検討されたり，全く新規のものが開発されることにより，より生理的条件に近い形で食品因子の機能評価をするべき時代になっている。したがって食品の生理機能を評価するために工夫された新たな実験モデル（試験管レベルから細胞，組織，疾患モデル動物の開発），評価用のツールに関する最近の研究開発動向を知ることは次世代の食品研究・開発に不可欠なものであろう。

　このような趣旨に基づき2006年5月に開催された第60回日本栄養・食糧学会大会（静岡市，会頭：横越英彦静岡県立大学教授）においてシンポジウム「食品因子の生理機能評価におけるモデル系開発の新たな潮流」が企画された。時間の制約もあり講演者も限られていたことから，本書ではこのシンポジウムの内容をさらに発展させて，シンポジウムの講演者の他に数名の食品の生理機能評価法，ツール開発研究に携わる先生方も迎え，執筆陣とした。その構成は基本的にシンポジウムの内容を踏襲したものであるが，食品の生理機能に関する研究において有効な実験モデルや評価用ツールに関する研究

開発動向をできるだけわかりやすく解説し，これらの評価法の利用・普及と新たな応用開発に役立つように編集されたものである。そのため専門分野の研究者のみならず，学生，院生，食品産業界の研究者，技術者など，この分野に関心をお持ちの方々を広く対象としており，栄養・食糧と生命科学にかかわる研究者の新たな研究の展開に貢献するものと期待している。本書に記載された情報をきっかけにして，食品の生理機能の評価法にかかわる実験系や評価ツールを研究者同士が共有することにより，食と栄養のバイオサイエンスの発展の一助になれば幸いである。

2007年3月

責任編集者　津田　孝範
　　　　　　堀尾　文彦
　　　　　　横越　英彦

目　　次

序　章　食品の生理機能評価と研究・開発動向　　　　　　　　〔津田孝範〕
　1．食品の生理機能研究と評価法 ……………………………………………*1*
　2．適切な実験系の構築からツール開発へ …………………………………*2*
　3．おわりに …………………………………………………………………*4*

第 1 編　試験管，細胞レベルの実験モデルと評価法

第 1 章　腸管での糖質分解を模倣したアッセイ系の構築と利用　〔松井利郎〕
　1．はじめに …………………………………………………………………*9*
　2．糖尿病－予防方策－ ……………………………………………………*10*
　3．糖質分解阻害評価のための *in vitro* アッセイ系 ………………………*12*
　　（1）α-アミラーゼ阻害評価法　12　　（2）α-グルコシダーゼ阻害評価法　13
　4．固定化 AGH 阻害測定法による天然阻害成分の検索と構造－活性相関 …*23*
　　（1）フェノール酸類　23　　（2）フラボノイド類　25　　（3）その他　27
　5．*in vivo* 活性 ……………………………………………………………*27*

第 2 章　脂肪細胞の特性を生かした食品因子の生理機能評価　〔津田孝範〕
　1．はじめに …………………………………………………………………*32*
　2．脂肪組織とアディポサイトカイン ………………………………………*33*
　3．肥満と脂肪組織の炎症 …………………………………………………*34*
　4．脂肪細胞と食品因子：
　　　生理機能評価に利用が可能な脂肪細胞とその特性 ……………………*36*
　　（1）3T3-L1繊維芽細胞株（マウス）　36　　（2）ラット単離脂肪細胞　37
　　（3）ラット内臓脂肪由来脂肪細胞　40　　（4）ヒト脂肪細胞　43

5．脂肪細胞の特性を生かした食品の生理機能評価からツールの開発へ …*45*
         6．おわりに …………………………………………………………………*46*

第3章　TRPV1を活性化する食品成分　　　　　　　　　　　　　〔渡辺達夫〕
         1．はじめに ………………………………………………………………*49*
             （1）生活習慣病と肥満　49　　（2）アディポサイトカイン　50
             （3）肥満の抑制・解消法　50　　（4）ヒトのエネルギー消費とDIT　50
             （5）カプサイシン受容体（TRPV1）　51　　（6）カプサイシンとエネルギー代謝　52
         2．HEK293VR11細胞の樹立 …………………………………………*53*
         3．TRPV1活性の評価法 ………………………………………………*54*
             （1）培養細胞を用いた *in vitro* 試験　54　　（2）齧歯類による *in vitro* 試験　59
         4．TRPV1を活性化する食品成分 ……………………………………*59*
             （1）トウガラシ辛味関連化合物　59　　（2）サンショウの辛味関連化合物　62
             （3）ショウガの辛味関連化合物　63
         5．おわりに ………………………………………………………………*65*

第2編　組織，動物個体レベルの実験モデルと評価法

第4章　視覚に関連する食品因子の検討―眼組織を用いた評価法―〔松本　均〕
         1．はじめに ………………………………………………………………*71*
         2．眼の構造と視覚のメカニズム ………………………………………*71*
             （1）眼（眼球）の構造　72　　（2）視覚のメカニズム　73
             （3）光信号の受容・変換・伝達機構　76
         3．食品成分の摂取によりリスク軽減できる視覚機能 ………………*80*
             （1）視サイクル（ビタミンA代謝）機能の維持　82
             （2）抗酸化機能の維持　82　　（3）その他の機能　82
         4．カシスアントシアニンの体内動態と眼組織内分布 ………………*83*
             （1）カシスアントシアニンとは　83　　（2）BCAの体内動態　84
             （3）BCAの眼組織内の分布　85

5．ACの毛様体平滑筋の弛緩反応 ……………………………………………… *86*
　（1）毛様体平滑筋の機能　86　　（2）D3Rによる毛様体平滑筋弛緩作用　86
　（3）毛様体平滑筋弛緩機序の解析　88
6．ACのロドプシンの再生機構への関与 ……………………………………… *91*
　（1）ウサギ網膜への効果　91　　（2）ヒトにおける暗順応改善効果　91
　（3）*in vitro* 試験によるロドプシン再生効果　92
7．おわりに ……………………………………………………………………… *96*

第5章　食品成分と脳機能の行動評価法　　　　　　　　　　　〔横越英彦〕

1．はじめに ……………………………………………………………………… *99*
2．動物個体レベルでの行動評価法 …………………………………………… *100*
　（1）一般の行動量を調べる方法　100　　（2）記憶・学習能を調べる方法　101
　（3）不安情動を調べる方法　102　　（4）その他　103
3．具体例として緑茶成分の行動評価 ………………………………………… *104*
　（1）カフェインによる興奮作用の抑制　105
　（2）脳内神経伝達物質量への影響　106
　（3）自発行動量および記憶・学習行動への影響　110
4．おわりに ……………………………………………………………………… *113*

第3編　食品の生理機能評価に有用な疾患モデル動物の開発

第6章　食品因子の機能評価におけるモデル動物の遺伝学的特性
　　　　　を生かした利用法　　　　　　　　　　　　　　　　　〔堀尾文彦〕

1．栄養学と実験動物 …………………………………………………………… *117*
2．疾患モデル動物－糖尿病モデルを例として－ …………………………… *118*
　（1）実験的発症モデル　118　　（2）自然発症モデル　119
3．さまざまな遺伝的特性をもった近交系統 ………………………………… *120*
　（1）近交系統　121　　（2）コアイソジェニック系統　121
　（3）コンジェニック系統　122

（4）リコンビナント・インブレッド（RI）系統　123
4．SMXA-RI 系統を用いた糖尿病遺伝子座の解析 ………………………… *125*
5．おわりに ………………………………………………………………… *127*

第7章　遺伝子機能に基づく疾患モデルマウスの開発
ーENU ミュータジェネシスによる生活習慣病モデルマウスの開発ー　〔若菜茂晴〕

1．はじめに ………………………………………………………………… *129*
2．遺伝子優先と表現型優先 ……………………………………………… *130*
3．ENU ミュータジェネシス …………………………………………… *131*
4．ENU ミュータジェネシスによるマウス変異体の開発 …………… *132*
　（1）ENU ミュータジェネシス　132
　（2）表現型スクリーニングと遺伝性テスト　133　（3）原因遺伝子の同定　134
5．ENU ミュータジェネシスによる生活習慣病モデルマウスの開発 … *135*
6．ENU ミュータジェネシスによる糖尿病モデルマウスの開発 …… *136*
7．おわりに ………………………………………………………………… *140*

第4編　食品の生理機能評価を可能にする新たな評価用ツールの開発

第8章　迅速・簡便測定を可能にする DNA チップの開発　〔木下健司〕

要　旨 ………………………………………………………………………… *143*
1．はじめに ………………………………………………………………… *144*
2．網羅的 DNA マイクロアレイ（カタログアレイ）とは …………… *145*
3．網羅的 DNA マイクロアレイ（カタログアレイ）の特徴 ………… *146*
　（1）GeneChip（Affymetrix 社製）　146
　（2）スタンフォード型の網羅的 DNA マイクロアレイ（カタログアレイ）　146
4．網羅的 DNA マイクロアレイ（カタログアレイ）の問題点 ……… *147*
5．DNA マイクロアレイの医療応用分野 ……………………………… *148*
　（1）予後予測診断　148　（2）末梢血検診　148　（3）感染症迅速診断　149
6．DNA マイクロアレイ関連技術 ……………………………………… *149*

（1）マイクロアレイ基板　149　　（2）ターゲット調整　150

　　（3）ハイブリダイゼーション　150　　（4）蛍光検出技術　151

　　（5）システム化技術　151

7．プラスチック製DNAチップ基板の開発 ································· *151*

8．MPEX法の可能性 ·· *153*

9．MPEX法の実際 ··· *154*

　　（1）放射線治療の副作用リスクを予測するシステムの開発　154

　　（2）病原性細菌の多重判定法の開発　156

　　（3）迅速・簡便なMPEX in a PCR tubeによる遺伝子検出法の開発　158

10．「誰でもDNAアレイ」の開発 ·· *159*

　　（1）開発の経緯　160　　（2）「誰でもDNAアレイ」の使用手順　161

　　（3）「誰でもDNAアレイ」の適用例　163

　　（4）「誰でもDNAアレイ」の可能性　164

11．おわりに ··· *165*

第9章　分子認識光固定化法を用いた抗体チップの開発　〔星野文彦〕

1．はじめに ··· *167*

2．分子認識光固定化法の原理 ·· *168*

　　（1）アゾ色素の異性化反応およびアゾポリマーの合成　168

　　（2）分子認識光固定化を行うアゾポリマーフィルムの作製　169

　　（3）ポリスチレンビーズの光固定化　169

　　（4）抗体の分子認識光固定化　170

　　（5）アゾポリマーに固定化された抗体の活性　170

3．分子認識光固定化法を用いた抗体チップによる

　　マウスアディポネクチンの測定 ·· *171*

　　（1）抗体チップの作製　171

　　（2）抗体チップを用いたサンドイッチELISA　173

　　（3）結果および考察　174

4．分子認識光固定化法の応用と今後の展開 ····························· *176*

終　章　食品の生理機能評価の新展開と将来展望　〔大澤俊彦〕
1．「機能性食品因子（functional food factor）」研究の展開 …………178
2．食品の生理機能評価の重要性 ……………………………………181
3．科学的根拠に基づいた「バイオマーカー（生体指標）」の確立 ……183
4．「プロテオミクス」による食品機能評価 …………………………185
5．酸化ストレス評価のための新しい「バイオマーカー」の確立 ……186
6．「抗体チップ」の利用と食品機能評価 ……………………………189

■索　引……………………………………………………………………193

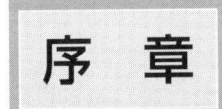

序章 食品の生理機能評価と研究・開発動向

津田 孝範*

1. 食品の生理機能研究と評価法

　食品に関する研究開発分野において，わが国では初めて機能性食品という概念が1984年に提唱された。その後，世界に先駆けて当時の厚生省は食品機能の認定制度である特定保健用食品制度を発足させている。しかし近年 EU，アメリカは国家プロジェクトとして機能性食品研究に大きな力を注いでいる。またアジア諸国からの追い上げも急である。食品の生理機能評価として強く必要とされているものの一つは，生理機能を迅速，鋭敏かつ定量的な評価を可能にするバイオマーカーの同定である。これにより，ある疾病に対して予防機能をもつ食品を評価することも可能になる。このようなバイオマーカーは疾患予防マーカーとして位置づけられる。今日のヒトゲノムの全塩基配列の解明とポストゲノム研究，バイオインフォマティクス等の進歩は著しく，新規なバイオマーカーの系統的な探索が可能になっている。このようなバイオマーカーの探索研究に並行して，実際の研究開発の現場において食品因子の生理機能を評価するためには，優れた試験管，細胞モデル実験系の開発や目的に合致した疾患モデル動物の開発が不可欠である。このことは，バイオマーカーを生かす（バイオマーカーによる正確な効能評価をする）ためにも必須である。ここでは序章として食品因子の生理機能評価法と評価法を可能にする実験モデル系（研究モデル），新たな評価用ツールの開発動向と本書で取り上げた内容について概説する。

---

*中部大学応用生物学部

2. 適切な実験系の構築からツール開発へ

図序-1に食品の生理機能評価法における実験系，ツール開発の位置づけを示した。本書では，主に四つの点に焦点を当てている。

食品因子の生理機能を明らかにし，これを利用するためには，最終的にヒトでの効能評価が必要なのはもちろんであるが，最初に効能評価を試みる際には，試験管，細胞レベルでの実験系を用いて行われることが多い（第1編；試験管，細胞レベルでの実験モデルと評価法）。これらの系は個体レベルでの評価とは異なる場合があり注意を要する。しかしメリットとして簡便で候補物質のスクリーニングが可能であること，また分子レベルでの作用機作の解析に力を発揮することなど，利用価値は高い。最近では試験管レベルでの評価についても，より生体の条件を忠実に反映させつつ，利便性を向上させるためのキット化も進められている（第1章）。また細胞での評価，解析についても多くの研究者の努力により種々の実験系が工夫，利用されている（第2章，第3章）。

生理機能評価法として，試験管，細胞レベルでのスクリーニング，評価から動物組織，個体レベルでの評価へ発展させる場合には，研究目的に合致した実

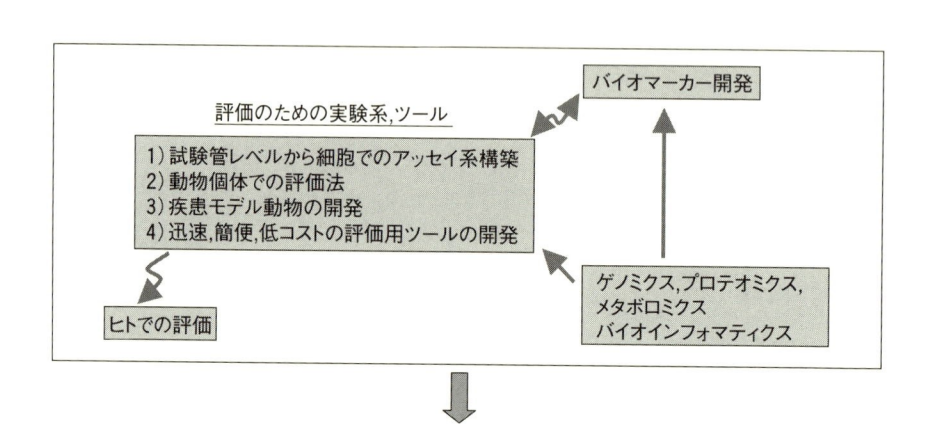

図序-1 食品の生理機能評価における実験系，ツール開発の位置づけ

験系を必要とする。最近の研究では視機能や脳機能・行動と食品因子の作用についても，新しい実験系が検討され，興味深い研究成果が出されている（第2編；組織，動物個体レベルの実験モデルと評価法）。これらは無論「動物実験の適正な実施に向けたガイドライン」（日本学術会議）等の趣旨に基づくものであるが，従来では認められなかったユニークな実験モデルの構築と評価法が試みられているので興味深い。

　動物個体を用いた評価では，しばしば特定の疾患に対する予防，治療の点から疾患モデル動物が用いられる。また特定の遺伝子をノックダウンあるいは，高発現させた遺伝子改変動物の利用も重要となっている。

　疾患モデル動物は食品因子の生理機能評価にとっても必要不可欠な"ツール"であろう（第3編；食品の生理機能評価に有用な疾患モデル動物の開発）。実験動物の中でもマウスは，ゲノムの解析も進み，最も利用価値が高い動物モデルの一つである。しかし適切な疾患モデル動物の選択と得られたデータの解釈には十分に注意を払う必要がある。例えば，db/dbマウスはレプチン受容体異常により極度な過食から肥満を呈し，糖尿病を発症するモデル動物である。しかし，多因子疾患である2型糖尿病の予防機能をもつと考えられる候補食品因子の，動物個体での評価にこのマウスを用いることが最適かどうか。その答えは検定物質によりイエスでもノーでもあり，議論の分かれるところであろう。いずれにせよヒトの疾患を忠実に再現できる疾患モデル動物の開発は栄養・食糧研究のみならず，創薬，臨床研究の基盤として重要であることは疑う余地はない。

　このような背景から疾患モデル動物に関する新展開として本書では二つの研究が紹介されている。一つは，遺伝的因子と栄養的因子の両方によってその発症が支配されている典型的な疾患である2型糖尿病の新たなモデルマウスとその遺伝解析（第6章）である。もう一つは，世界各国で進行している大規模mutagenesis（化学的突然変異誘発剤を利用した実験系）を利用した疾患モデルマウス開発プロジェクトの中で，わが国のプロジェクトの特徴，生活習慣病モデルマウスの最新の開発状況についての情報と開発された新たな疾患モデルマウスの利用についてである（第7章）。これらはいずれも今後の食品の生理機能

評価法を考える上で不可欠な情報である。

　食品の生理機能評価のための実験モデルが構築できれば，次は迅速かつ簡便で低コストの評価用ツールの開発である（第4編；食品の生理機能評価を可能にする新たな評価ツールの開発）。なおツールというと，広い意味で細胞や疾患モデル動物もツールと意味づけられるが，ここで取り上げるツールとは，評価を行うための機器，機材もしくは測定システムなどを指している。近年のヒトゲノムの全塩基配列の解明をはじめとするゲノム研究の進展と，それに続くポストゲノム研究であるプロテオミクス，メタボロミクス等の研究の進歩は評価用ツールの開発を後押ししている。ニュートリゲノミクス（栄養ゲノム科学）がすでに食品の生理機能研究で重要なウエイトを占めていることは言うに及ばないであろう。DNAマイクロアレイ解析は，当初と比較するとコスト面などでかなり利用されやすくなっているが，まだ十分とはいえない。新タイプの迅速・簡便・低コストのDNAマイクロアレイの開発（第8章）は大いに期待できる。ゲノミクスから得られた結果の裏づけとしてプロテオミクス，メタボロミクス研究はますます重要となっている。プロテオーム解析を後押しし，バイオマーカーを利用した評価法の推進にはたんぱくアレイ（抗体チップ）の開発が不可欠である。多くの方法が提案されている中で，分子認識光固定化法を用いる抗体チップ開発は非常にユニークなものであり，将来の活用が期待されている（第9章）。

3．おわりに

　今後は食品の生理機能評価法としてグローバルスタンダードなバイオマーカーと評価システムが開発されていくであろう。このようなバイオマーカーの活用のためにも，適切でヒトを反映する実験系や評価ツールの開発は切望される。一方で，バイオマーカーを用いたグローバルスタンダードな評価システムの構築は，知的所有権の問題にも関係し，一極集中的な勝ち組をつくりかねない恐れもある。また元来複合系で，医薬品のような"Drastic"な作用をもた

ない食品の評価を医薬と同様な視点で評価することがよいのかという考えもあろう。本書ではバイオマーカーの開発については独立した章を設けなかったが，終章ではその一部について取り上げ，今後の展望を考えることにする。また近年の遺伝子多型研究に基づいた個別栄養とこの情報をもとにした個別栄養指導，テーラーメイド食品の開発は最も注目されるトピックスの一つである。今後は特にヒト試験の方法論から，バイオマーカーの開発も関連して本書で述べられている実験系，ツールの開発についても十分に考慮されるべき点であろう。

　いずれにせよ，本書をきっかけにして食品の生理機能の評価法に関わる実験系や評価ツールを研究者同士がシェアし，食と栄養のバイオサイエンスの発展に貢献することができれば幸いである。

第1編
試験管，細胞レベルの実験モデルと評価法

第1章
腸管での糖質分解を模倣したアッセイ系の構築と利用
松井 利郎

第2章
脂肪細胞の特性を生かした食品因子の生理機能評価
津田 孝範

第3章
TRPV1を活性化する食品成分
渡辺 達夫

第1章 腸管での糖質分解を模倣したアッセイ系の構築と利用

松井 利郎*

1. はじめに

　我々が日々摂取する食品には栄養素の供給という大きな役割がある。さらに，その嗜好を促す上で官能性（色・味・香り・感触）も重要である。前者の機能は食品の1次機能と呼ばれ，後者は2次機能と呼ばれている。さらに，今日では食品の第3の機能（生体調節機能）についての研究が活発に行われていることは周知の通りである。このような食品のいくつかは「特定保健用食品」として種別化され，現在では500品目以上がその認可を受けている。

　他方，生理機能を有することが期待される食品成分が実際に生体レベルで調節機能を発揮するかどうかを判断するには，まず，適切な判断材料（評価基準）となるアッセイ法が存在するかどうかが重要となる。すなわち，対象食品を"選び"，$in\ vitro$ レベルで"検定（同定）"し，$in\ vivo$ レベル（動物，ヒト）で効果を"検証（実証）"する一連の流れに沿った研究により初めて食品の機能が明示されることになる。すでに，ある特定の食品成分（素材）が高血圧，糖尿病，高脂血症などの生活習慣病に対して有効な予防効果を示すことが臨床的に明らかにされている。その一方で，試験管レベルで生理活性は明示されてはいるものの，$in\ vivo$ レベルでは効果が認められない成分が多々あることも事実である。また，疾病予防効果が認められる食品が示唆されても，関与成分の同定や作用機構に対して効果を検証できない場合も見受けられる。このように，発症機序の制御を目的として積極的な分子デザインが可能な薬剤の開発研究と

---

*九州大学大学院農学研究院

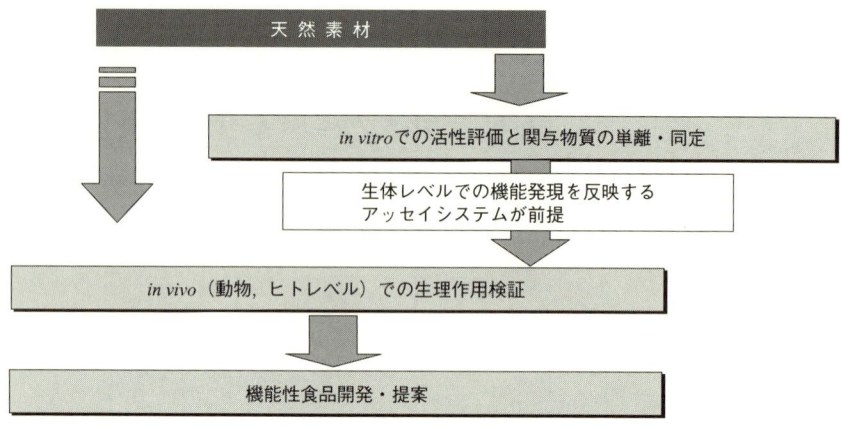

```
┌─────────────────────────┐
│       天然素材          │
└─────────────────────────┘
     ↓              ↓
                ┌────────────────────────────────────────┐
                │ in vitro での活性評価と関与物質の単離・同定 │
                └────────────────────────────────────────┘
                     ↓
                ┌──────────────────────────────┐
                │ 生体レベルでの機能発現を反映する │
                │ アッセイシステムが前提         │
                └──────────────────────────────┘
     ↓              ↓
┌──────────────────────────────────────────┐
│ in vivo（動物，ヒトレベル）での生理作用検証 │
└──────────────────────────────────────────┘
                     ↓
┌──────────────────────────────────────────┐
│        機能性食品開発・提案                │
└──────────────────────────────────────────┘
```

図1-1　生体調節作用を有する素材・成分に関する研究プロトコール例

比べて，天然素材を対象とする機能性食品研究は作用機構の制御に対して"受け身"となるケースが多い．例えば，高血圧予防に関してレニン-アンジオテンシン系での昇圧ホルモン産生に関わるアンジオテンシンI変換酵素を阻害する食品成分の検索が in vitro で行われ，これまでに400種類以上の化合物が明らかにされている[1]が，生体レベルでの作用発現が認められた成分は10種類に満たない．したがって，in vitro-in vivo 間での活性発現の相違を埋める（あるいは生体レベルでの作用発現を十分に予測する）には，やはり生体での作用・程度を良好に反映するアッセイ法の構築が必要であることになる．そこで本章では，食品成分による糖尿病予防研究について，これまでに報告されている各種の in vitro 評価法を概説し，その妥当性と活性発現に関する食品成分の構造要件を紹介する．

2．糖尿病―予防方策―

　現代人を蝕む糖尿病は大きく二つのタイプに分けることができる．すなわち，インスリン依存型糖尿病（IDDM）とインスリン非依存型糖尿病（NIDDM）であるが，ほとんどの病態（95%）は後者であるといわれている．なぜインスリン

抵抗性が発現するのか,その病因は何かといった研究は別途精力的に行われているが,その根源に現代人の生活習慣が密接に関わっていることは事実である。さらに,糖尿病は病態そのものよりも高血糖を主因とする合併症(網膜症,腎症,神経障害)併発が問題となることから,高血糖状態をいかに改善するかが重要となる。図1-2にグルコース取り込みまでの過程と生体内での消長を示した。適正なグルコースレベルを達成するには,①糖質の分解と吸収を阻害・遅延し,過血糖を改善すること,②インスリン抵抗性を改善し,肝臓からの糖産生放出を抑制すること,③インスリン分泌を促進させること等が必要となる[2]。臨床薬としては上記項目を満たす薬剤が種々開発されているが,食品分野での研究例のほとんどは①の項目である(一部では,網膜剥離等の合併症の発症要因の一つである酵素アルドースレダクターゼに対する阻害研究例[3]がある)。上記臨床薬についての詳細は成書[4]を参照されたい。

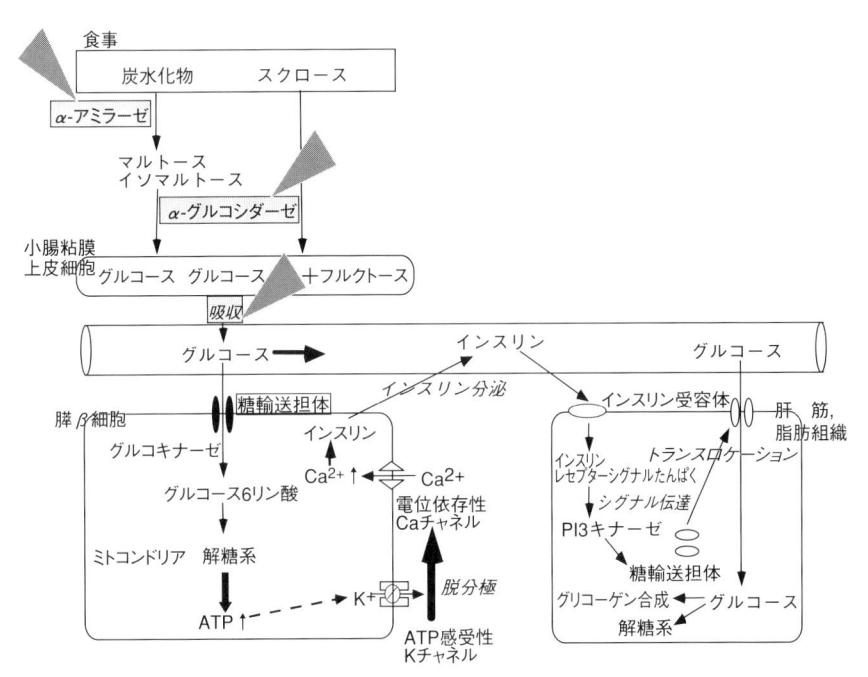

図1-2 糖質摂取後の分解とグルコース代謝ならびに血糖値コントロールの方策例

3．糖質分解阻害評価のための *in vitro* アッセイ系

　一般に，食品成分である糖質（多糖類）はアミラーゼの作用によってマルトース単位まで消化された後（スクロースの場合はそのままの状態で）小腸上皮に到達する。その後，小腸上皮微絨毛膜に存在する二糖類分解酵素（α-glucohydrolase；AGH, EC 3.2.1.20）の作用によってグルコースまで分解され，吸収される。このため，食後血糖値の上昇を抑えるにはグルコースの生成に関わる糖質分解酵素を直接阻害することが有効な手段の一つとなる（図1-2）[2,4]。なお，この概念は腸管内での作用発現を想定していることから，*in vitro* 結果が良好に *in vivo* 結果に反映されるものと期待される。以下，各種の糖質分解酵素阻害法ならびに新たに構築した小腸膜結合状態を模倣したAGH活性測定法を概説する。

（1）α-アミラーゼ阻害評価法

　唾液あるいは膵液由来α-アミラーゼに対する阻害性の評価は，本酵素が分泌型であるため，市販酵素を用いた試験管内での簡便試験法が主流となる。すなわち，デンプンを基質とし，α-アミラーゼによる所定時間分解後の残存量をヨウ素デンプン反応により評価するものであり，対象とする食品（成分）添加時の残存デンプン量から阻害の程度が見積もられる。アッセイの一例としては，検体溶液（100μL）に対して可溶性デンプン溶液（275μL）を添加し，37℃で5分間プレインキュベートした後，α-アミラーゼ溶液（50μL/0.1 Mリン酸塩緩衝液，0.1U）を加え，37℃で10分間反応させる。反応終了後，5mMヨウ素液（550μL）を加えて発色させ，残存したデンプン量を吸光度測定する（660nm）。アミラーゼ阻害性は検体溶液の吸光度を A_s，検体溶液の代わりに水を加えたときの吸光度を A_c，基質溶液の吸光度を A_b，検体溶液と基質溶液の混合溶液の吸光度を A_{sb} として，以下の式から算出される。

$$阻害率\ (\%) = \frac{|A_c - A_b| - |A_s - A_{sb}|}{|A_c - A_b|} \times 100$$

　市販アミラーゼキットを用いるとさらに簡便である。また，合成擬似基質（β-2-chloro-4-nitrophenyl–maltopentanoside）の適用も検討されており[5]，比色法に基づく活性評価法のため簡便である。

　これまでに，緑茶，バナバ葉，各種香辛料，トウチなど，また食品成分としてはカテキン類，ルテオリンやケンフェロールなどのフラボノイド類が報告されている（文献[6]参照）。また，ハイビスカス酸およびそのメチルエステル体は各々 IC_{50} 値として1.1mM および3.2mM の阻害性を有していることが報告されているが，α-アミラーゼに対する阻害性を分子構造的側面から検討した例は見当たらない。

（2）α-グルコシダーゼ阻害評価法

　α-グルコシダーゼ（AGH）は非還元末端からα-D-グルコースを解離させるエキソ型のα-グルコシド結合加水分解酵素の総称であり，主として小腸上皮膜に局在する。本酵素はアミラーゼにより二糖類まで分解された炭水化物をグルコースまで分解する役割を担っていることから，食後血糖値上昇の鍵を握る終末酵素として重要である。食品科学的見地からみると，ある種の食品（成分）によって本酵素の活性を制御できるならば，反応の場が腸管吸収前の段階であるため，作用が明確（炭水化物からのグルコース産生の遅延・阻害）で，かつ論理的解釈も容易（グルコース生成量の低下による食後血糖値上昇の遅延，抑制）なことから，消費者（あるいは糖尿病予備軍）のコンプライアンスを得やすいと推察される。また，インスリン分泌を刺激しないことから，膵β細胞の疲弊を伴わない。さらに，AGH 阻害（薬）による適切な血糖値の維持は糖尿病予備軍患者での疾病進展の抑制，さらには糖尿病に伴う糖尿病性腎症，網膜症，神経障害などの慢性合併症の発症・進展の阻止・遅延に有効であることがヒト臨床や動物実験によって明らかにされている[7,8]。

　数々の臨床的利点を有するAGH阻害について，これまで多方面から検討が

なされ，特に天然成分からのAGH阻害成分の検索と機能性食品への展開が試みられている。このアプローチに対して必須の要件は，試験管レベルでいかに迅速にAGHに対する阻害作用を評価するかにあるが，残念ながら確立されたAGH阻害測定法は見当たらない。

1）合成擬似基質を用いた遊離系AGH阻害測定法

本法は，古くから食品化学研究に使用され，現在もなお主流となっている測定法の一つである。合成基質としてp-nitrophenyl-α-D-glucopyranoside (pNPG) を用いて簡便化（天然基質を用いた場合と比べて，生成物量の把握が容易である）されている。さらに，経済性と取り扱いの容易さから，AGHとしてはパン酵母由来の酵素の適用が主流となっている。測定の原理は，パン酵母由来AGHの作用によって生じるp-nitrophenol (pNP) の405nmでの吸光度の変化から，あるいはイソクラティック逆相HPLC分析（移動相；30mMトリエチルアミンを含むアセトニトリル/酢酸/水（22：1：77））による直接定量に基づきAGH阻害活性を求めることができる（文献[9]参照）。本法を適用する上での留意点を列記すると，

a．pHの影響 AGH活性のpH安定性，生成するpNPの発色特性（酸性，アルカリ性域での発色低下）を考慮すると，pH7.0での測定が最適である。

b．緩衝液 トリス塩酸系緩衝液ならびに炭酸塩緩衝液はAGH活性の大幅な低下を招くことから使用できない。また，極度のイオン強度の増大もまた活性低下の要因となるため，推奨緩衝液系としては50mMリン酸塩緩衝液/100mM NaClがあげられる。

c．酵素濃度 20分以内でのアッセイ終了を前提とした場合，擬似基質濃度0.7mMに対して，80mUまでのAGH酵素量で酵素-基質の一次反応が得られる。

以上の留意点を踏まえて，酵母由来AGH-pNPGを用いた阻害測定法の一例を示すと，検体溶液（10μL）に対して32mU AGH溶液（40μL）を添加し，37℃で5分間プレインキュベートした後，0.7mM pNPG溶液（950μL）を加えて37℃で15分間反応させる。0.5M Tris（1mL）による反応停止後，被検溶液の405nm

における吸光度を測定する。AGH阻害性は検体溶液の吸光度を A_s，検体溶液の代わりに水を加えたときの吸光度を A_c，水にあらかじめ反応停止液を加えて反応させたときの吸光度を A_b として以下の AGH 阻害率から評価される。

$$阻害率（\%）=\frac{A_c-A_s}{A_c-A_b}\times 100$$

なお，阻害率が50％を示したときの酵素反応時における検体濃度を IC_{50} 値として定義し，これを AGH 阻害活性の尺度とする（以降も同様）。このように，本アッセイ系はきわめて簡便であり，かつ短時間で多検体の測定が可能であることから，糖尿病予防を目的とする機能性食品研究領域において主流となっていることが容易に推察されよう。なお，比色法に基づく評価の場合，比色妨害を引き起こす着色試料に対しては適用が困難である。この場合，4-methylumbelliferyl–α–D–glucopyranoside を用いた蛍光検出法が有用である[10]。

d．基　質　　AGH は小腸上皮微絨毛膜上のイソマルターゼ（マルターゼ）およびスクラーゼからなる複合糖分解酵素である。したがって，その阻害評価は両者の基質となる pNPG を用いる場合よりも各酵素に対応する基質（スクロースおよびマルトース）を用いるほうがより現実的と考えられる。AGH 阻害性はグルコースオキシダーゼ法によって求めた生成グルコース量から評価されるが，グルコースを多く含む試料に対しては適用が困難である。

e．由　来　　AGH としてはラットあるいはブタ小腸膜から直接抽出したものを用いる場合と，パン酵母由来の AGH を用いる場合に大別される。パン酵母や細菌由来の AGH は Family Ⅰに属し，一方，ほ乳類由来の AGH は Family Ⅱに分類される。基質特異性に関して，Family Ⅱはマルトオリゴ糖の分解に対して優先的であるのに対して，Family Ⅰではアリール α-グリコシドの分解が優先する。Kameda ら[11]はアミノサイクリトールの一つであるバリエナミンの AGH 阻害性を評価し，マルターゼおよびスクラーゼに対する阻害活性はパン酵母と比べてブタ由来の AGH では100倍から1000倍以上高いことを報告している。また，筆者らも同様の違いを明らかにしている[12]。

したがって，ヒトでの効果を見積もる上でAGHの由来選択は重要である。なお，ブタ由来AGHの阻害感受性はラットならびにウサギ由来AGHと比較してボグリボースおよびグルコノ-1,5-ラクトンにおいて20～100倍高く，種によって阻害性の程度が大きく異なる。これはブタ由来AGHの見かけ上のK_m値がラット由来AGHと比較して約1/10であるため（ブタ由来AGH；K_m＝3.0mM，ラット由来AGH；K_m＝34mM）[13]，ブタ由来AGHでの高い阻害性は基質との親和性に依存したものであると推察される。他方，ラット由来のスクラーゼおよびイソマルターゼの活性部位周辺のアミノ酸配列（スクラーゼ；16アミノ酸残基，イソマルターゼ；14アミノ酸残基）がヒト由来のものと100%の相同性を示す[14]ことから，ヒトでの作用発現を考慮すると，ラット由来AGHを用いた阻害性評価が望ましいと判断される。

f．その他　　寒天プレート法を用いた評価法が報告されている。これは，AGHおよび基質であるpNPGを含む寒天プレートを作製し，その中心に一定面積のインヒビタープレートを挿入後，pNPによる黄変が認められない無色部分のディスク径からAGH阻害性を判断するものである。この方法は粗試料の測定には有効である。

表1-1にこれまで本アッセイ法をもとに明らかとされた主な食品素材あるいは食品成分をまとめた。本法によって，天然物から数多くのAGHインヒビターが見出されており，中でもデオキシノジリマイシンはグルコースとの構造類似性から高活性なAGH阻害成分といえる（マルターゼ阻害：IC_{50}；0.83μg/mL，スクラーゼ阻害：IC_{50}；0.55μg/mL）[16]。

2）小腸上皮膜結合AGHを模したpseudo-*in vivo*固定化AGH阻害測定法

前述の遊離AGH阻害測定法により評価された活性が生体レベルでの活性発現の指標となるか否かは，糖尿病予防食品（成分）を明らかにする上できわめて重要なポイントとなる（図1-1参照）。すなわち，*in vitro*での評価結果が*in vivo*で反映されない限り，当該成分は試験管レベルでの漫然とした結果を与えるだけである。表1-1に実際との乖離結果の一例を示す。AGH阻害を目的として開発され，糖尿病治療薬の一つとして臨床の場で積極的に使用されている

表1-1　遊離α-グルコシダーゼ阻害評価法による各種天然成分の阻害活性

化合物	由来	基質	IC$_{50}$(μM)	参考文献
acarbose	パン酵母	pNPG	阻害せず	12)
(AGH阻害薬)	ラット小腸	pNPG	63	12)
	ウサギ小腸	pNPG	62	12)
	in vivo試験	スクロース	ED$_{50}$：5.42μmol/kg	15)
voglibose	パン酵母	pNPG	26	12)
(AGH阻害薬)	ラット小腸	pNPG	0.07	12)
	ウサギ小腸	pNPG	0.14	12)
	in vivo試験	スクロース	ED$_{50}$：0.37μmol/kg	15)
1-deoxynojirimycin	ウサギ小腸	マルトース	5.1	16)
	ウサギ小腸	スクロース	3.4	16)
4-hydroxy-trans-cinnamic acid	パン酵母	pNPG	200	17)
4-methoxy-trans-cinnamic acid	パン酵母	pNPG	40	17)
cyanidin 3-sambubioside	微生物由来	マルトース	3190	18)
cyanidin 3-glucoside	微生物由来	マルトース	25550	18)
5-caffeoylqunic acid	微生物由来	マルトース	82180	18)
5-caffeoyl-4-methoxyquinic acid	微生物由来	マルトース	11120	18)
quercetin	パン酵母	pNPG	290	19)
Insulina extract	パン酵母	マルトース	0.045 mg/mL	20)
salacinol	パン酵母	pNPG	＞0.4 mg/mL	21)
	ラット小腸	マルトース	0.0032 mg/mL	21)
		スクロース	0.0008 mg/mL	21)
kotalanol	パン酵母	pNPG	＞0.4 mg/mL	21)
	ラット小腸	マルトース	0.0028 mg/mL	21)
		スクロース	0.0006 mg/mL	21)
myricitrin	ラット小腸	マルトース	420	22)
		スクロース	490	22)
desmanthin-1	ラット小腸	マルトース	240	22)
		スクロース	260	22)
guaijaverin	ラット小腸	マルトース	290	22)
		スクロース	100	22)
hot-water extract of Banaba leaf	ラット小腸	マルトース	0.89 mg/mL	23)
		スクロース	2.85 mg/mL	23)
N-p-coumaroyltyramine	パン酵母	pNPG	0.84(as Ki value)	24)
sulfoquinovosyldiacylglycerol	パン酵母	pNPG	2.9(as Ki value)	25)
(＋)-catechin	パン酵母	pNPG	130	2), 12)
glucono-1,5-lactone	ラット小腸	pNPG	2500	2), 12)
green tea extract	パン酵母	pNPG	0.111 mg/mL	26)
oolong tea extract	パン酵母	pNPG	0.113 mg/mL	26)
yogurt	パン酵母	pNPG	5.20 mg/mL	26)

(次頁に続く)

表1-1 遊離α-グルコシダーゼ阻害評価法による各種天然成分の阻害活性 (続き)

化合物	由来	基質	IC$_{50}$(μM)	参考文献
fish source	パン酵母	pNPG	17.4 mg/mL	26)
Val-Trp	パン酵母	pNPG	22.6	27)
Tyr-Tyr-Pro-Leu	パン酵母	pNPG	3.7	27)
gall of Rhus chinensis extract	微生物	pNPG	0.0009mg/mL	28)
D-xylose	ラット小腸	スクロース	1100(as Ki value)	29)
oleanolic acid	ラット小腸	pNPG	11.2	30)
luteolin	パン酵母	pNPG	0.5〜1.0mg/mL	31)
L-arabinose	ブタ小腸	スクロース	2900(as Ki value)	32)
gallic acid	ラット小腸	pNPG	inhibitory ratio at 0.5 mM : 7%	33)
(＋)-catechin			1%	33)
(－)-epicatechin			4%	33)
(－)-epigallocatechin			5%	33)
(－)-epicatechin gallate			41%	33)
(－)-epigallocatechin gallate			38%	33)
theaflavin			inhibitory ratio at 0.1 mM : 7%	33)
theaflavin monogallate A			48%	33)
theaflavin monogallate B			61%	33)
theaflavin digallate			62%	33)
curcumin	不明	pNPG	37.2	34)
demethoxycurcumin	不明	pNPG	42.7	34)
bisdemethoxycurcumin	不明	pNPG	23	34)
cuminaldehyde	ラット小腸	pNPG	3380	35)

アカルボースやボグリボースのAGH阻害性は遊離AGH阻害測定法により得られた in vitro[12]結果と in vivo[15]では活性比に大きな相違がある。このことは，前述の簡便法では本来の目的である食後過血糖の抑制作用を有する食品成分を正しく評価することは困難なことを示唆しており，in vivo での作用発現を反映した良法でないことがうかがえる。これは，AGHが小腸上皮微絨毛膜上に存在するイソマルターゼおよびスクラーゼからなる複合糖分解膜酵素であることに起因する。したがって，腸管吸収前でのグルコース生成阻害性を in vitro で正しく評価するには，従来法である遊離AGHを用いたアッセイ系ではなく，新たなアッセイ系を構築する必要があることがわかる。

a．固定化AGH担体の作製 AGHは小腸上皮において主にスクラーゼ（EC

3.2.4.48) -イソマルターゼ (EC 3.2.1.10) 複合体およびマルターゼ (EC 3.2.1.20) -グルコアミラーゼ (EC 3.2.1.3) 複合体の複合酵素体として存在している[14]。これら複合酵素体は五つの部位から構成されており，N末端側から順に細胞質ドメイン，膜貫通部位，接合部位，イソマルターゼ（グルコアミラーゼ），スクラーゼ（マルターゼ）となっている。さらに，疎水性に富むアミノ酸により構成される膜貫通部位が膜を一度貫通し，これら複合酵素体を膜に結合させている。したがって，膜結合状態を反映した固定化AGH担体を作製するには，膜外突出したAGHのN末端部位を担体に結合させることが必須となる。以上のAGH膜結合状態に関する知見をもとに，ラット小腸由来AGHを用いて生体膜結合状態を模した pseudo-$in\ vivo$ AGH阻害活性測定法（図1-3）[2,36]を新たに構築した。以下，その調製法の概要を略記する。

まず，市販のラット小腸アセトン粉末を膜接合部位から切り出すことを目的としたパパイン処理（対粉末1.0wt％添加）を行い，硫安分画により目的酵素を濃縮後，担体への固定化試料とする（本処理によってAGHの比活性は約

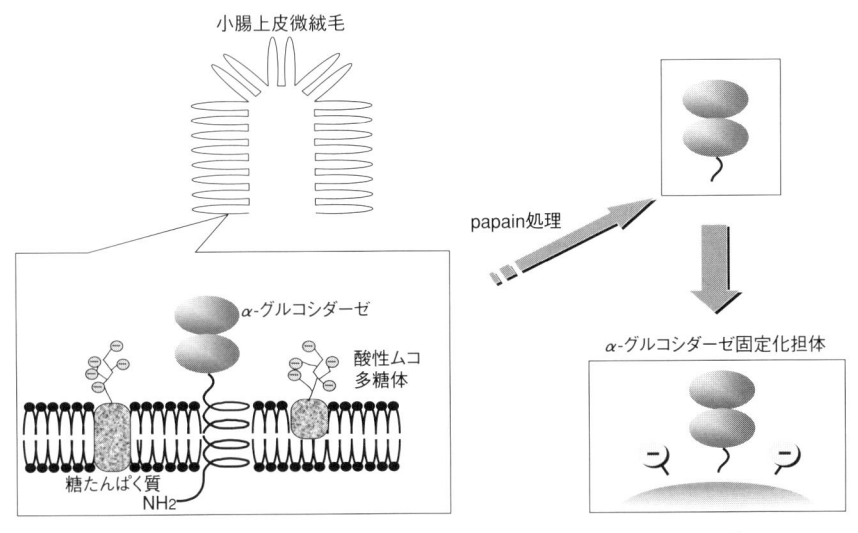

図1-3　小腸上皮膜でのα-グルコシダーゼの局在とそのモデル化

20倍となる)．固定化酵素の触媒特性は担体表面電荷ならびに担体表面からの結合距離に大いに影響される．本酵素固定化の場合，小腸上皮膜結合状態の反映，すなわち，膜突出部分の直接固定化が目的であるため，リガンド分子と担体間にスペーサーが生じない担体が最良となる．臭化シアン活性化担体はアルキル鎖長（スペーサー）がないため目的に見合った担体の一つといえる（活性化 CH セファロースなどは直接的な共有固定化が可能であるが，上記理由により使用は控えるほうがよい）．臭化シアン活性化セファロースを用いた AGH 固定化条件を下記する．

まず，担体50mg を 1 mM HCl およびカップリング緩衝液（0.5M NaCl を含む0.1M ホウ酸塩緩衝液，pH7.5）で洗浄した後，粗精製 AGH を 2 mg 含む 1 mL カップリング緩衝液を加え，20℃で 2 時間インキュベートすることによって AGH を固定化する．反応後，担体をカップリング緩衝液で洗浄し，0.1 M の β-アラニンを含むカップリング緩衝液（2 mL）により未反応の活性基をブロックする（20℃，2 時間）．担体は0.5M NaCl を含む0.1 M クエン酸塩緩衝液（pH4.0），次いで人工腸液（50mM KH_2PO_4-0.2M NaOH, pH6.8, 日本薬局方準拠）を用いて洗浄し，目的とする固定化 AGH を作製する．なお，作製した固定化 AGH 担体は人工腸液中，4℃で保存する（1 か月間は使用可能）．本担体は小腸上皮膜上に存在する酸性ムコ多糖による負電荷に相当する β-アラニンを担体表面に固定化しており，小腸上皮での AGH の存在状態を反映していると推定される．

b．固定化 AGH 阻害活性測定法　　固定化 AGH 担体（10mg-wet gel）に対して検体溶液（100μL）および基質溶液（900μL／人工腸液，pNPG；3 mM，マルトース；10mM，スクロース；45mM，いずれも酵素反応時における終濃度）を加え，37℃で反応させる（反応時間：pNPG；15分，マルトース；30分，スクロース；60分）．AGH 阻害性は検体溶液の吸光度を A_s，検体溶液の代わりに水を加えたときの吸光度を A_c，被検溶液と基質溶液の混合溶液の吸光度を A_b として以下の式から AGH 阻害率が算出される．

$$阻害率（\%）=\frac{A_c-A_s}{A_c-A_b}\times 100$$

なお，本法による阻害活性法は簡便であるが，不溶性担体と基質溶液との均一混合状態の維持が，結果の再現性と妥当性に大いに影響する。例えば，多孔性フィルターの装備されたミニカラム（～12mL容量）を用いて上記反応系を実施し，反応中は担体と溶液が均一に接触するように回転式インキュベーションを活用するなどの工夫が必要である。なお，酵素-基質反応は加圧ろ過で直ちに終了するため，得られた溶液の取り扱いがきわめて容易である。以上により得られた固定化AGH担体の触媒特性について，以下略記する。なお，小腸での阻害挙動の把握を前提とするアッセイ法であるため，基質として二糖類（マルトース，スクロース）を用いた場合について論じる。

c．ブロッキング効率　酵素AGHの担体への固定化はAGHのかさ高さにより固定化効率は100％とはならない。そこで，AGH固定化後の未反応の活性基を末端官能基が異なる4種類の低分子第1アミノ化合物（β-アラニン，2-アミノエタノール，n-プロピルアミン，エチレンジアミン）を用いてブロックし，異なる荷電状態を有する担体を作製した。各々のブロッキング（固定化）量は以下の通りである：β-アラニン；20.6μmol/mg-support，2-アミノエタノール；29.4μmol/mg-support，n-プロピルアミン；27.3μmol/mg-support，

表1-2　α-グルコシダーゼ固定化担体のkineticsに及ぼす各種ブロッキング試薬の影響

ブロッキング試薬		K_m (mM)		V_{max} (nmol/min/mg-wet gel)	
	基質	マルトース	スクロース	マルトース	スクロース
β-alanine		4.6	24.6	10.0	1.6
2-aminoethanol		5.1	26.5	9.0	0.05
n-propylamine		5.0	20.1	7.0	0.14
ethylenediamine		4.0	25.5	5.3	0.01
free AGH		3.1	20	3.4 μmol/min/mg-protein	30.9 μmol/min/mg-protein

エチレンジアミン；29.8μmol/mg-support。このように，AGH固定化後に残存する未反応活性基を利用すると，効率よく荷電状態の異なる担体を作製することが可能となる。

d．固定化AGHの動力学的特性

ラット小腸由来AGHを臭化シアン活性化セファロースに共有固定化して得られた固定化AGHに関して，基質としてマルトースあるいはスクロースを用いた場合のpHの影響について検討を加えた。擬似基質であるpNPGでは至適pHのアルカリ側へのシフト(pH7.5)が認められるが，両天然基質ではシフト変化は軽微であり，遊離状態のAGHと同様，pH 6〜7の範囲で最大活性を示す。また，固定化AGHの活性はブロッキング剤の種類に影響され，マルトースおよびスクロース基質ともにβ-アラニンでブロッキングした担体において最も顕著なAGH活性を示し（マルトース：4.7mU/mg-wet gel，スクロース：0.68mU/mg-wet gel），他のブロッキング剤では活性は1/5以下に低下する。したがって，固定化状態のAGH活性発現に対して担体表面電荷が多大な影響を及ぼしていることがわかり，β-アラニン，すなわち表面への負電荷の導入が生理的状態を良好に反映した担体であることがうかがえる。このときのAGH固定化量は2.5μg/mg-wet gel と見積もられる。

表1-2に各基質を用いた場合の動力学定数を示した。なお，測定溶液は人工腸液（pH6.8）である。その結果，固定化AGHのマルトースに対するK_m値は遊離（3.1mM）と比較して増大し（β-アラニン；K_m=4.9 mM，2-アミノエタノール；K_m=5.1 mM，n-プロピルアミン；K_m=5.0 mM，エチレンジアミン；K_m=4.0mM），固定化によって基質との親和性が低下する。固定化による基質との親和性低下はスクロースにおいても認められる。また，担体の荷電はV_{max}にも影響し，両基質ともβ-アラニン（負電荷導入）で最大値を示す（マルトース；10.0μmol/min/mg-wet gel，スクロース；1.63μmol/min/mg-wet gel）。実際の小腸膜表面では微絨毛膜にシアル酸，ウロン酸等の酸性ムコ多糖体を多く含む糖たんぱく質が放射状に配列しているためAGH近傍が負に荷電している[37]ことを考慮すると，固定化AGHを用いた評価系におけるβ-アラニ

ンによる負電荷導入効果は必須であり，kineticsの結果からも表面電荷の重要性が示唆されよう。

4．固定化AGH阻害測定法による天然阻害成分の検索と構造-活性相関

表1-3にこれまで固定化AGH阻害測定法によって明らかにしてきた各種天然成分（素材）をまとめて示した。なお，後述するが，固定化AGH阻害測定法で活性と評価された成分は $in\ vivo$（ラット試験）においても活性（血糖値上昇抑制作用）であり，さらに得られたIC_{50}値は投与量の指標となる。したがって，これまでに提示されてきた遊離AGH測定法での"活性"成分（表1-1参照）が本来の活性体であるかどうか，固定化AGH阻害測定法を用いた再度の検証と動物試験等での実証が必要であると考える。以下，AGH活性発現-構造相関についてこれまでに明らかにしたマルターゼ阻害性成分（食事性炭水化物摂取後の食後過血糖上昇を目的とする場合，本酵素に対する阻害性発現の有無が重要である）をもとに論じる。

（1）フェノール酸類

総じてAGH阻害活性は微弱であり，IC_{50}値換算で10 mM以上である。したがって，機能体として腸管内で活性発現する可能性は低いと考えられる。ただし，構造-活性相関の観点からすると，多々の知見がわかる。AGH（マルターゼ）阻害性発現の最大の要件は，その構造体が遊離の水酸基が多置換したポリフェノール構造を有していることであり，メトキシ化などの修飾，水酸基のモノ置換は活性消失の要因となる。また，置換側鎖構造における不飽和結合，側鎖長，糖の存在の有無は直接的な影響因子とはならない。このような要件に見合った活性成分としてキナ酸のカフェ酸誘導体があり，カフェ酸置換数の増加によってAGH阻害性が顕著に増大する（3,4,5-tri-O-caffeoylquinic acid, IC_{50}：24μM）ことからも水酸基の重要性が示唆される。

表1-3 固定化α-グルコシダーゼ阻害評価法による各種天然成分の阻害活性

化合物	IC$_{50}$ (μM)		参考文献
	マルトース	スクロース	
acarbose (AGH阻害薬)	0.43	1.2	36)
voglibose (AGH阻害薬)	0.0055	0.062	36)
phenolic acids	17.2 mM : inhibitory ratio at 1.0 mg / mL:	3.5 mM : inhibitory ratio at 1.0 mg / mL :	
caffeic acid	59%	93%	39)
ferulic acid	N.I. (阻害せず)	N.I.	39)
p-coumaric acid	N.I.	N.I.	39)
3-hydroxy-4-methoxycinnamic acid	N.I.	N.I.	39)
	18.9 mM : inhibitory ratio at 1.0 mg/mL :	3.1 mM : inhibitory ratio at 1.0 mg/mL :	
chrologenic acid	54%	94%	39)
dihydrocaffeic acid	20%	76%	39)
3,4-dihydroxyphenylacetic acid	45%	5%	39)
protocatechuic acid	7%	4%	39)
gallic acid	71%	10%	39)
6-O-caffeoylsophorose	699	874	39)
3,5-di-O-caffeoylquinic acid	1890	838	40)
3,4-di-O-caffeoylquinic acid	1910	2270	40)
3,4,5-tri-O-caffeoylquinic acid	24	574	40)
flavonoids			
luteolin	2300	N.I.	38)
kaempferol	17300	N.I.	38)
diacylated anthocyanin SOA-4	60	―(測定せず)	41)
SOA-6	107	―	41)
YGM-3	193	―	41)
YGM-6	200	―	41)
pelargonidin-3S5G	4610	―	41)
peonidin-3S5G	14100	―	41)
cyanidin-3S5G	18200	―	41)
(+)-catechin (2R, 3S)	4320	―	44)
(−)-catechin (2S, 3R)	1890	―	44)
(−)-epicatechin (2R, 3R)	770	1080	44)
(+)-epicatechin (2S, 3S)	1320	―	44)
(−)-epicatechin-3-gallate	53	172	44)
(−)-epigallocatechin	1260	921	44)
(−)-epigallocatechin-3-gallate	40	169	44)
theaflavin	500	N.I.	44)
theaflavin-3-O-gallate (2'R, 3'R)	10	1024	44)
theaflavin-3-O-gallate(2'R, 3'S)	83	―	44)
theaflavin-3'-O-gallate	136	573	44)
theaflavin-3,3'-di-O-gallate	58	159	44)
theasinensin A	142	286	44)
others			
D-xylose	―	1190	36)
quinic acid	N.I.	N.I.	40)
sophorose	N.I.	N.I.	41)

(2) フラボノイド類

　ルテオリンやケンフェロール等のフラボンおよびフラボノール類はAGH阻害性は弱い（IC_{50}値＞2 mM）と判断される。一部には，ルテオリンはアカルボースに匹敵する活性を示すと報告されているが，これは従来法による誤評価であり，実際，ラット試験での高濃度投与によっても全く血糖値上昇の抑制は認められない。評価法の重要性がこの点からも理解される。対して，アシル化されたアントシアニン類はIC_{50}値がμMオーダーの高いAGH（マルターゼ）阻害性を示す活性体であると判断される。アントシアニン類は抗酸化作用や生体への吸収性などが報告されている機能性成分であるが，腸管においては別の機能，すなわちグルコース生成阻害を介して抗糖尿病的に作用する成分であることがわかる。アントシアニン類の活性発現に対して，アグリコン部位はほとんど関与していない。さらに，前述のフラボノール類，後述するカテキン，エピカテキン，エピガロカテキンのAGH阻害作用がIC_{50}値として1 mM以上と弱かったことから，6-3-6のフラボノイド骨格構造がAGH酵素活性部位と構造的に見合っていない可能性がある。アシル化部位に活性体（6-O-caffeoylsophorose）が存在することからも側鎖構造のAGH活性発現への寄与が推察される。

　カテキンおよびテアフラビン類についてはさらに有益な構造要件が提示できる。カテキン，テアフラビンともにガロイル基がAGH（マルターゼ）に対する阻害性増大に大いに寄与しており，前述した水酸基の多置換性が両者の重要な活性発現因子となっていることがわかる。カテキン類ではエピカテキンガレート，エピガロガテキンガレートともにほぼ同等の強いマルターゼ阻害性を示し，食事での緑茶飲用が過血糖上昇の抑制に効果的に働くことが推察される。一方，テアフラビン類の結果からすると，ガロイル基の置換（数）のみではAGH阻害発現を説明できず，他の因子も関わっていると考えられる。すなわち，ガロイル基の2置換体であるTheaflavin-3,3′-di-O-gallateではモノ置換体（Theaflavin-3-O-gallate）よりも逆に活性が1/6に低下する。さらに，ガロイル基の置換位置の違いで約14倍の活性差が生じる。これは，テアフラビンのベンゾトロポロ

Theaflavin-3-*O*-gallate　　　　　　　　Theaflavin-3'-*O*-gallate

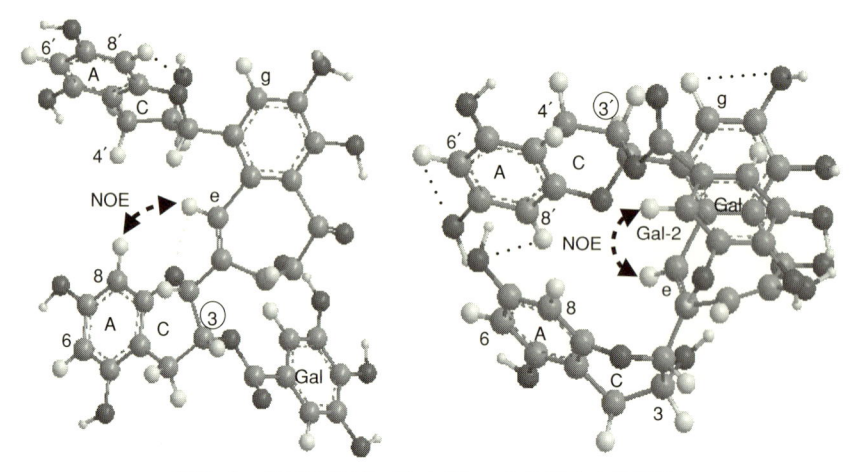

図1-4　テアフラビンモノガレートの推定立体構造

ン構造に起因した立体的な屈曲構造がその一因である。これにより Theaflavin-3'-*O*-gallate（および Theaflavin-3,3'-di-*O*-gallate）では3'位に結合したガロイル基がベンゾポロン環と重なり AGH に対する作用が遮蔽されてしまうのに対して，Theaflavin-3-*O*-gallate ではトロポロン環の歪みにより3位に結合したガロイル基はベンゾトロポロン環と離れた位置となる。NMR 等による立体構造解析結果からも Theaflavin-3-*O*-gallate 分子が"伸びた"構造体であることが示され，この立体構造が AGH（マルターゼ）阻害に重要であることがわかる（図1-4参照）。また，フラバン骨格 C 環の2位および3位（Theaflavin-3-*O*-gallate の場合は2'位，3'位）の絶対配置もまた活性発現の重要な構造要件であり（表1-3），両置換位置ともに S 配座をとることによって活性が大きく低下する。このことは，AGH（マルターゼ）が立体的にインヒビターを分子認識していることを示唆している。また，A および B 環側鎖構造が同じであるルテオリンと（−）−エピカテキンの活性を比較すると，C 環における水酸基の存在はケトン基よりも明らかに高い AGH（マルターゼ）阻害作用を示す（表1-3参照）ことから，3位の OH 基の存在もまた活性発現に重要な構造因子であることが

表1-4 固定化α-グルコシダーゼ阻害評価法による各種天然成分のマルターゼ阻害活性とマルトース負荷（2 g/kg）SDラットでの血糖値上昇抑制効果

化合物	IC_{50}（mg/mL）	ED_{50}（mg/kg）	参考文献
acarbose	0.0003	3.1（ED_{20}：2.2）	40)
Ranawara extract	0.023	4.9	42)
propolis extract	0.049	33	40)
6-O-caffeoylsophorose	0.353	248（ED_{20}：117）	39)
YGM-6	0.24	220	43)

わかる。

(3) その他

五単糖の一種であるD-キシロースはスクラーゼに対して阻害を示すが，IC_{50}値は1 mM以上であり，その作用は弱い。

5. in vivo 活性

　固定化AGH阻害測定法によって評価された活性成分をラット試験に供して得られたin vivo力価（血糖値上昇抑制活性）を表1-4にまとめた。なお，すべての試験はマルトース（2 g/kg）の8週齢SD系ラットに対する単回投与試験結果であり，投与120分後までに得られた血糖値上昇面積（AUC）からin vivoでの活性が評価されている。アカルボースのin vitroおよびin vivo活性を基準にすると，いずれの天然成分においても固定化AGH阻害測定法により評価されたIC_{50}値から予測されるin vivo力価よりも5～10倍ほど高く（ED値としては低く）見積もられる傾向にある。これは，AGH阻害のみを前提とするアカルボースとは異なり，被験試料が他の機能，例えばグルコース輸送阻害(SGLT1阻害)等の作用も同時に担っている可能性を示しているが，詳細は不明である。しかしながら，固定化AGH阻害測定法により見積もられるAGH阻害活性がin vivoでの血糖値上昇抑制作用の程度を順列化していることから，本法が生体での活性発現性とその程度を十分に予測し得るアッセイ法であること

がわかる。

◆文　献◆

1) Matsui T., Matsumoto, K.: Antihypertensive peptides from natural resources. In: Lead Molecules from Natural Products: Discovery and Trends, Khan M. T.H., Ather A. (ed), Elsevier B.V., The Netherlands, 2006, p259-276.
2) Matsui T., Ogunwande I., Abesundara K.J.M. et al.: Anti-hyperglycemic potential of natural products. *Mini-Reviews in Medicinal Chemistry* 2006; 6; 109-120.
3) Koukoulitsa C., Zika C., Geromichalos G.D. et al.: Evaluation of aldose reductase inhibition and docking studies of some secondary metabolites, isolated from *Origaum vulgare L.ssp.hirtum*. *Bioorg Med Chem* 2006; 14; 1653-1659.
4) 景山茂編：糖尿病治療薬の選び方と使い方. 南江堂, 1996.
5) Teshima S., Mitsuhida N., Ando M.: Determination of α-amylase in biological fluids using a new substrate (β-2-chloro-4-nitrophenyl-maltopentanoside). *Clin Chim Acta* 1985; 150; 165-174.
6) 松井利郎：食品成分による糖尿病予防. *New Food Industry* 2003; 45; 1-8.
7) Chiasson J.L., Josse R.G., Gomis R. et al.: Acarbose for prevention of type 2 diabetes mellitus: the STOP-NIDDM randomized trial. *Lancet* 2002; 359; 2072-2077.
8) 豊田隆謙：α-グルコシダーゼ阻害薬. ホルモンと臨床 1995; 43; 175-179.
9) 松井利郎, 松本清：食品成分の生体調節機能―複合機能体の分析化学的評価―. 分析化学 2000; 49; 477-491.
10) Gamberucci A., Konta L., Colucci A. et al.: Green tea flavonols inhibit glucosidase II. *Biochem Pharm* 2006; 72; 640-646.
11) Kameda Y., Asano N., Yoshikawa M. et al.: Valiolamine, a new α-glucosidase inhibiting aminocyclitol produced by *Streptomyces Hygroscopicus*. *J Antibiotics* 1984; 17; 1301-1307.
12) Oki T., Matsui T., Osajima Y.: Inhibitory effect of α-glucosidase inhibitors varies according to its origin. *J Agric Food Chem* 1999; 47; 550-553.
13) Takeuchi M., Takai N., Asano N. et al.: Inhibitory effect of Validamine, Valienamine and Valiolamine on activities of carbohydrases in rat small intestinal

brush border membranes. *Chem Pharm Bull* 1990; 38; 1970-1972.
14) Chandrasena G., Osterholm D.E., Sunitha I. et al.: Cloning and sequencing of a full-length rat sucrase-isomaltase-encoding cDNA. *Gene* 1994; 150; 355-360.
15) 小高裕之, 三木七美, 池田衞ほか：二糖類水解酵素阻害剤 AO-128のラットにおける食後高血糖抑制作用. 日本栄養・食糧学会誌 1992; 45; 27-31.
16) Yoshikuni Y.: Inhibition of intestinal α-glucosidase activity and postprandial hyperglycemia by moranoline and its N-alkyl derivatives. *Agric Biol Chem* 1988; 52; 121-128.
17) Adisakwattana S., Sookkongwaree K., Roengsumran S. et al.: Structure-activity relationships of *trans*-cinnamic acid derivatives on α-glucosidase inhibition. *Bioorg Med Chem Lett* 2004; 14; 2893-2896.
18) Iwai K., Kim M.Y., Onodera A. et al.: α-Glucosidase inhibitory and antihyperglycemic effects of polyphenols in the fruit of *Viburnum dilatatum* Thunb. *J Agric Food Chem* 2006; 54; 4588-4592.
19) Watanabe J., Kawabata J., Kurihara H.: Isolation and identification of α-glucosidase inhibitors from Tochu-cha. *Biosci Biotechnol Biochem* 1997; 61; 177-178.
20) 西川泰, 樫内賀子, 高田曜子ほか：インスリーナ葉抽出物のα-グルコシダーゼ阻害能の比較. 日本栄養・食糧学会誌 2003; 56; 375-378.
21) 吉川雅之, Pongpiriyadacha, 來住明宣ほか：タイ産 Salacia chinensis の生物活性. 薬学雑誌 2003; 123; 871-880.
22) Yoshikawa M., Shimada H., Nishida N. et al.: Antidiabetic principles of natural medicines. *Chem Pharm Bull* 1998; 46; 113-119.
23) 鈴木裕子, 林和彦, 坂根巖ほか：バナバ葉抽出物のラットにおける食後血糖上昇抑制作用及びその作用様式. 日本栄養・食糧学会誌 2001; 54; 131-137.
24) Nishioka T., Watanabe J., Kawabata J. et al.: Isolation and activity of N-p-coumaroyltyramine, an α-glucosidase inhibitor in welsh onion. *Biosci Biotechnol Biochem* 1997; 61; 1138-1141.
25) Kurihara H., Ando J., Hatano M.: Sulfoquinovosyldiacylglycerol as an α-glucosidase inhibitor. *Bioorg Med Chem Lett* 1995; 5; 1241-1244.
26) Matsui T., Yoshimoto C., Osajima K. et al.: *In vitro* survey of α-glucosidase inhibitory food components. *Biosci Biotechnol Biochem* 1996; 60; 2019-2022.
27) Matsui T., Oki T., Osajima Y.: Isolation and identification of peptidic α-glu-

cosidase inhibitors derived from sardine mucle hydrolyzate. *Z Naturforsch* 1999 ; 54C ; 259-263.
28) Shim Y.J., Doo H.K., Ahn S.Y. et al. : Inhibitory effect of aqueous extract from the gall of *Rhus chinensis* on alpha-glucosidase activity and postprandial blood glucose. *J Enthnopharm* 2003 ; 85 ; 283-287.
29) 浅野敏彦, 吉村康美, 橡田清彦 : ラットにおけるD-キシロースのスクラーゼ阻害作用と血糖上昇抑制作用. 日本栄養・食糧学会誌 1996 ; 49 ; 157-162.
30) Ali M.S., Jahangir M., Hussan S.S. et al. : Inhibition of α-glucosidase by oleanolic acid and its synthetic derivatives. *Phytochemistry* 2002 ; 60 ; 295-299.
31) Kim J.S., Kwon C.S., Son K.H. : Inhibition of alpha-glucosidase and amylase by luteolin, a flavonoid. *Biosci Biotechnol Biochem* 2000 ; 64 ; 2458-2461.
32) Seri K., Sanai K., Matsuo N. et al. : L-Arabinose selectively inhibits intestinal sucrase in an uncompetitive manner and suppresses glycemic response after sucrose ingestion in animals. *Metabolism* 1996 ; 45 ; 1368-1374.
33) Honda M., Hara Y. : inhibition of rat small intestinal sucrase and α-glucosidase activities by tea polyphenols. *Biosci Biotechnol Biochem* 1993 ; 57 ; 123-124.
34) Du Z.Y., Liu R.R., Shao W.Y. et al. : α-Glucosidase inhibition of natural curcuminoids and curcumin analogs. *Eur J Med Chem* 2006 ; 41 ; 213-218.
35) Lee H.S. : Cuminaldehyde : aldose reductase and α-glucosidase inhibitor derived from *Cuminum cyminum* L. seeds. *J Agric Food Chem* 2005 ; 53 ; 2446-2450.
36) Oki T., Matsui T., Matsumoto K. : Evaluation of α-glucosidase inhibition by using an immobilized assay system. *Biol Pharm Bull* 2000 ; 23 ; 1084-1087.
37) 武藤泰敏編著：消化・吸収. 第一出版, 2002, p.124-127.
38) Matsui T., Kobayashi M., Hayashida S. et al. : Luteolin, a flavone, does not suppress postprandial glucose absorption through an inhibition of α-glucosidase action. *Biosci Biotechnol Biochem* 2002 ; 66 ; 689-692.
39) Matsui T., Ebuchi S., Fukui K. et al. : Caffeoylsophorose, A new natural α-glucosidase inhibitor, from red vinegar by fermented purple-fleshed sweet potato. *Biosci Biotechnol Biochem* 2004 ; 68 ; 332-339.
40) Matsui T., Ebuchi S., Fujise T. et al. : Strong antihyperglycemic effects of water-soluble fraction of Brazilian propolis and its bioactive constituent, 3, 4, 5-tri-*O*-caffeoylquinic acid. *Biol Pharm Bull* 2004 ; 27 ; 1797-1803.

41) Matsui T., Ueda T., Oki T. et al.: α-Glucosidase inhibitory action of natural acylated anthocyanins. 2. α-Glucosidase inhibition by isolated acylated anthocyanins. *J Agric Food Chem* 2001 ; 49 ; 1952-1956.
42) Abesundara K.J.M., Matsui T., Matsumoto K.: α-Glucosidase inhibitory activity of some Sri Lanka plant extracts, One of which, *Cassia auriculata*, exerts a strong antihyperglycemic effect in rats comparable to the therapeutic drug acarbose. *J Agric Food Chem* 2004 ; 52 ; 2541-2544.
43) Matsui T., Ebuchi S., Kobayashi M. et al.: Anti-hyperglycemic effect of diacylated anthocyanin derived from *Ipomoea batatas* cv. Ayamurasaki can be achieved through the α-glucosidase inhibitory action. *J Agric Food Chem* 2002 ; 50 ; 7244-7248.
44) Matsui T., Tanaka T., Tamura S. et al.: α-Glucosidase inhibitory profile of catechins and theaflavins. *J. Agric Food Chem* 2007 ; 55 ; 99-105.

第2章 脂肪細胞の特性を生かした食品因子の生理機能評価

津田 孝範*

1. はじめに

　2006年5月に厚生労働省から発表された2004年国民健康・栄養調査結果の概要によると，30〜60歳の男性，60歳代の女性の約3割は肥満と報告されている。肥満は，脂肪組織に脂肪が過剰に蓄積した状態であるが，これには遺伝的な因子に加えて環境因子，とりわけ過食や運動不足といった生活習慣が大きな要因となっている。肥満は，これを基盤として糖尿病，高血圧症，高脂血症，動脈硬化症などの生活習慣病の大きな要因となることはすでによく知られている。このことはメタボリックシンドローム（内臓脂肪症候群）という概念により呼称されている。メタボリックシンドロームの定義は，「内臓脂肪の蓄積と，それを基盤にしたインスリン抵抗性および糖代謝異常，脂質代謝異常，高血圧を複数合併するマルチプルリスクファクター症候群で，動脈硬化になりやすい病態」とされている。なお2005年4月には，わが国における診断基準が提唱されている（図2-1）。前述の調査では，40〜74歳におけるメタボリックシンドロームの有病者数は約940万人，予備軍者数は約1,020万人，合わせて約1,960万人と推定されている。

　メタボリックシンドロームにおいて，関連する種々の病態をコントロールしており，鍵となるのは肥満，特に内臓脂肪の蓄積である。したがって，下流にある病態を個々に対応することよりも，上流にある内臓脂肪蓄積をコントロールすることでリスクを解消することが重要視されている。肥満（内臓脂肪蓄積）

＊中部大学応用生物学部

> ①腹部肥満(必須項目)
> ウエスト周囲径
> （立位，軽呼気時，へその高さで測定）
> 男性；85cm以上
> 女性；90cm以上

①腹部肥満（必須項目）に加え②から④の2項目以上

> ②血清脂質
> 中性脂肪が150mg/dL以上か
> HDLコレステロールが40mg/dL未満のいずれか，もしくは両方
>
> ③血圧
> 収縮期血圧（最高血圧）が130mmHg以上か
> 拡張期血圧（最低血圧）が85mmHg以上のいずれか，もしくは両方
>
> ④血糖
> 空腹時の血糖値が110mg/dL以上

図2-1　メタボリックシンドロームの診断基準（日本内科学会）

は，食生活をはじめとする生活習慣の改善による抑制はもちろんであるが，同時に脂肪細胞の機能の破綻とその制御がメタボリックシンドロームの進展と抑制に大きく関わっている。そのため治療のみならず，予防の観点からも脂肪細胞機能の制御は重要な意義をもつと考えられる。

2．脂肪組織とアディポサイトカイン

　ヒトを含む哺乳動物には2種類の脂肪組織があることが知られている。そのうち褐色脂肪組織は，脂肪を分解して熱産生を行う器官であるのに対して，白色脂肪組織は皮下脂肪や内臓脂肪（腸間膜脂肪）として存在している。これまで白色脂肪組織は食物として摂取した余剰エネルギーの貯蔵場所として考えられていた。ところが，近年の研究成果から脂肪組織は単なる脂肪の貯蔵場所ではなく，さまざまな生理活性物質を産生・分泌し，生体へ大きな影響を及ぼしている最大の内分泌組織であることが明らかになった[1]。

```
         MCP-1
         TNFα (インスリン抵抗性惹起)
レジスチン              アディポネクチン
                       エストロゲン(性ホルモン)
       脂肪細胞
                       レプチン(肥満遺伝子産物)
PAI-1
(血栓形成促進因子)      アンジオテンシノーゲン
       IL-6      アンジオテンシンII(血圧上昇因子)
```

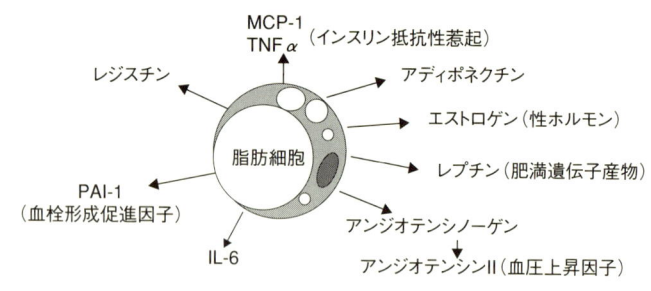

図2-2　脂肪細胞は重要な内分泌細胞である

　脂肪細胞から分泌される生理活性物質はアディポサイトカインと呼ばれている。脂肪細胞は肥大化（肥満状態）すると，アディポサイトカインの発現・分泌制御に破綻が生じる。現在アディポサイトカインとして多くのものが知られており，種々の代謝異常や病態との密接な関わりが明らかにされている。例えば，レプチンは肥満遺伝子産物として知られており，食欲抑制作用やエネルギー消費促進作用をもつ[2]。アディポネクチンは重要なたんぱく質で，血漿中に高濃度で存在（5～10μg/mL）し，肥満やインスリン抵抗性と負の相関を示す。その機能としては，脂肪酸酸化やインスリン感受性の増強，抗動脈硬化作用などが明らかにされている[3~6]。TNF（tumor necrosis factor）αは，炎症性サイトカインであるが，インスリンのシグナル伝達を阻害してインスリン抵抗性を惹起させることが知られている。その他 PAI（plasminogen activator inhibitor）-1は，血栓をとかす線溶能の活性化を阻害，動脈硬化の進展に関わるが，脂肪細胞での発現，分泌の役割が最重要視されており，肥満，糖尿病態での血中濃度の上昇が知られている[7]。アンジオテンシノーゲンはアンジオテンシンIIに変換されて血圧上昇因子として作用する（図2-2）。

3．肥満と脂肪組織の炎症

　最近の研究成果から，肥満と脂肪組織における炎症の関係が注目されている。これまでに脂肪組織でのTNFαの発現の上昇とインスリン抵抗性がリンクす

ることは知られていた。2003年に肥満マウスの脂肪組織において，単球走化性因子として知られるケモカインである monocyte chemoattractant protein-1 (MCP-1) の mRNA レベルが上昇すること，脂肪細胞においても MCP-1 はインスリン依存性のグルコースの取り込みを抑制し，インスリン抵抗性に関与するという可能性が示唆された[8]。その後，肥満マウスの脂肪組織へマクロファージが浸潤し，脂肪組織由来の炎症性サイトカインの発現が，マクロファージに由来することが明らかにされた[9,10]（図2-3）。ごく最近になり，脂肪組織におけるマクロファージと脂肪細胞それぞれから互いに分泌，影響を与える因子と両細胞間のクロストークが解明されつつある[11]。また脂肪組織で MCP-1 を過剰発現させたマウスにおいて，インスリンの感受性が低下することも報告されている[12]。

すなわち，肥満＝脂肪組織の慢性炎症状態であり，これがアディポサイトカインの異常をきたし，その結果メタボリックシンドロームを引き起こす。した

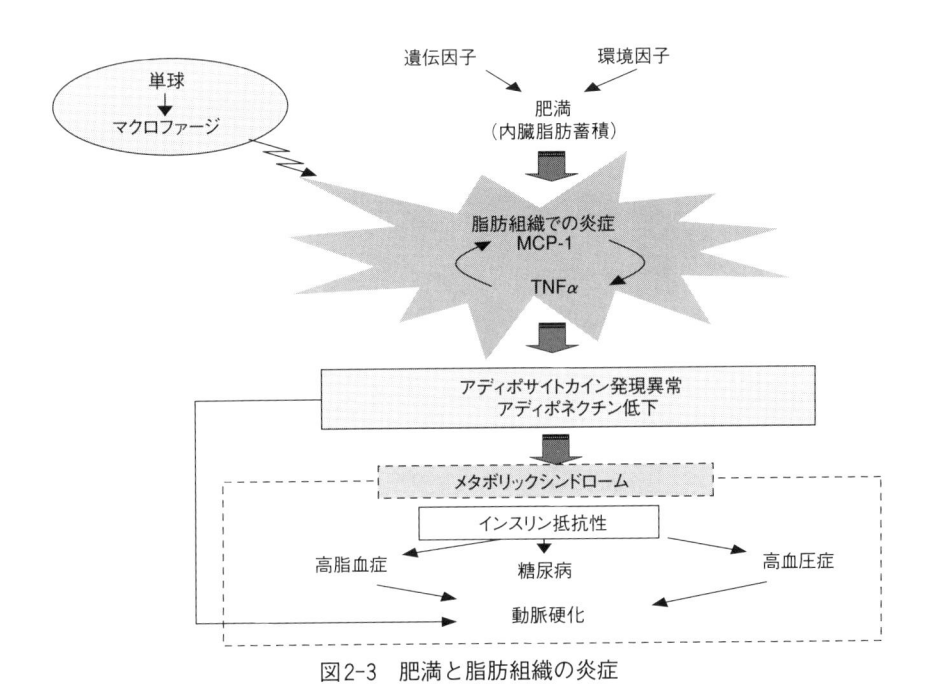

図2-3　肥満と脂肪組織の炎症

がって，最上流の肥満（内臓脂肪蓄積）の抑制はもちろんであるが，肥満による脂肪組織の炎症，アディポサイトカインの発現・分泌異常の正常化は脂肪細胞の機能を維持しメタボリックシンドロームを治療，予防する重要な標的の一つと考えられる。

なお，肥満に伴う脂肪細胞の肥大化が炎症を引き起こすメカニズムについては，完全に明らかにはされていないが，小胞体ストレス[13]あるいは酸化ストレス[14]によるものであるとする仮説が提唱されている。

4．脂肪細胞と食品因子：生理機能評価に利用が可能な脂肪細胞とその特性

肥満対策も含め，脂肪細胞の機能破綻に対する対策がメタボリックシンドロームの予防に意味をもつと考えられる。近年，食品因子の肥満や糖尿病に対する予防効果が注目され，食品因子の機能評価の研究材料として脂肪細胞が重要になってきた。現在研究で用いることのできる脂肪細胞には，3T3-L1繊維芽細胞株（マウス），ラット単離脂肪細胞，ラット由来内臓脂肪細胞，ヒト脂肪細胞などがあり，それぞれ特性をもつ。ここでは，各種脂肪細胞の特性とこれらを用いた食品因子の生理機能評価について述べることにする。

（1）3T3-L1繊維芽細胞株（マウス）

3T3-L1繊維芽細胞株は脂肪細胞への分化能を有する細胞として3T3-Swiss細胞から脂肪細胞に分化する細胞としてクローニングされた細胞株で，研究材料として最も多く利用されている脂肪細胞の一つである[15]。株化細胞であるので，生体内にある脂肪細胞の性質をすべてにおいて同様に再現できるわけではないが，その特性を理解した上で研究目的が合致していれば利用しやすい脂肪細胞である。3T3-L1は繊維芽様の細胞形態を示し，中胚葉系幹細胞より発生すると考えられている。3T3-L1は適切な分化誘導を行えば，ほぼ100％近く成熟脂肪細胞へ分化するはずである（図2-4）。細胞バンクから入手

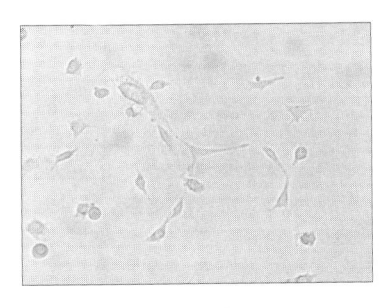

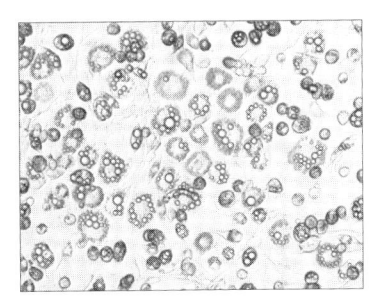

第2章 脂肪細胞の特性を生かした食品因子の生理機能評価 37

前駆脂肪細胞　　　　　　　　　　　成熟脂肪細胞
図2-4　3T3-L1繊維芽細胞株（マウス）

できるが，ロットによって分化の程度などに差が認められることもある。培養は通常，ウシ胎仔血清を含むダルベッコ改変イーグル培地（DMEM）で培養される。細胞の性質として細胞相互の密な接着を嫌う。3T3-L1の成熟脂肪細胞への分化誘導については，研究者によりさまざまであるが，デキサメサゾン，1-メチル-3-イソブチルキサンチン，インスリンの添加により行われる。分化誘導の前に細胞が100％コンフルエントになっている状態を2日程度設定することが望ましい。また継代培養を重ねると分化能が低下する。

3T3-L1は汎用されているため，具体的な研究例は各種論文等をご参照願いたい。

（2）ラット単離脂肪細胞

ラット由来の単離脂肪細胞は，脂肪組織自身の大きさから主に副睾丸脂肪組織より得たものが利用されることが多い。注意深く単離すれば生理的な状態を反映し，3T3-L1のように分化誘導を行う必要がないが，操作が多少煩雑であり長期に維持するには向いていない。脂肪組織から脂肪細胞を得る方法はRodbellにより考案され，その後さらに改良が加えられて用いられるようになった[16]。副睾丸脂肪組織を得るためのラットは体重160～200g程度のものを用いる。取り出した副睾丸脂肪組織は血管などの不要な部分を取り除き，5％の牛血清アルブミン（BSA）を含む Krebs-Ringer-bicarbonate-HEPES 緩衝液（KRBH） (pH7.4)中で眼科用ハサミなどを用いて脂肪組織を細かくする。これをコラゲナーゼで37℃,60分程度処理して結合組織を消化させる。ろ過して未消化組織等を取り除いた後,コラゲナーゼを除くために3～4回遠心と洗浄を繰り返してから用いる。なお得られた細胞は脂肪滴に富むために培養液中で上層に浮遊して存在することに留意する。Sugiharaらはこの問題を解決するために,フラスコを用いた培養法やコラーゲンゲルを用いる三次元培養法を開発している[17,18]。なお,脂肪組織において成熟脂肪細胞以外の画分は,前駆脂肪細胞,血管構成細胞,マクロファージなどの非成熟脂肪細胞分画(stromal vascular fraction;SVF)であるが,脂肪組織の炎症と炎症性細胞の組織浸潤の解析などで利用されている。

通常は上層に浮遊することと,単離操作を注意深く行うことができれば,得られた脂肪細胞は食品因子の生理機能評価のための実験に利用できる。筆者らはラット単離脂肪細胞を用いて食用植物色素であるアントシアニンの機能解析を行っている。ラット単離脂肪細胞はBSAを含むDMEM中に懸濁し,二酸化炭素インキュベーター中(37℃,5％CO_2)で維持すると48時間程度までは問題なく培養することが可能であった。そこで得られた脂肪細胞へアントシアニンを投与したときの遺伝子発現量,アディポサイトカインの分泌量などに対する影響について検討した[19]。

主として検討したのはシアニジン 3-グルコシド(C3G)や,そのアグリコンのシアニジン(Cy)である(図2-5)。得られた単離脂肪細胞へCyを投与することにより,アディポサイトカインの発現上昇を認めた(図2-6)。一方,アントシアニンの脂肪細胞への作用を解析する過程で,単離脂肪細胞のCy処理によりAMP-activated protein kinase (AMPK)の活性化をウエスタンブロットにより明らかにすることができた(図2-7)。AMPKはメタボリックセンサーとして知られ,細胞内のエネルギー状態により活性がコントロールされるリン酸化酵素で,AMPKの活性化機構は複数存在するが,その一つとしては,同じくリン酸化酵素であるLKB1により活性化されることが明らかになっている[20]。ただし,その活性化機構にはまだ不明な点も多い。AMPKの活性化は糖

第2章　脂肪細胞の特性を生かした食品因子の生理機能評価　*39*

R = -*O*-β-D-グルコース；　シアニジン3-グルコシド (C3G)
R = OH；シアニジン　　(Cy)

図2-5　アントシアニンの化学構造

アディポネクチンmRNA
（ラット単離脂肪細胞）

(A)

相対発現量

コントロール　　Cy

レプチンmRNA
（ラット単離脂肪細胞）

(B)

相対発現量

コントロール　　Cy

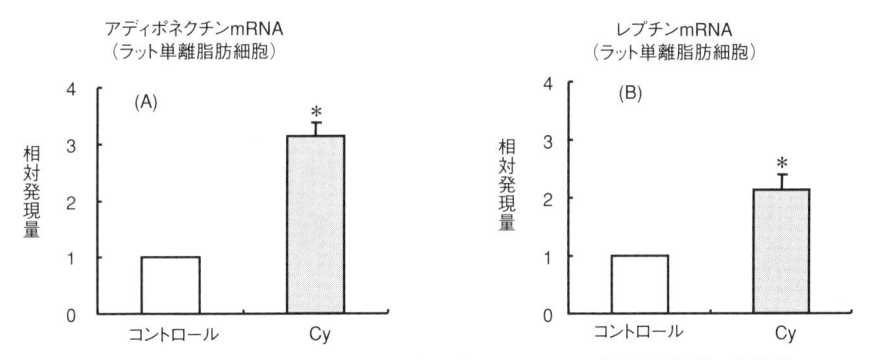

図2-6　アントシアニンによるアディポサイトカイン遺伝子発現の増強[19]
＊：$p<0.05$

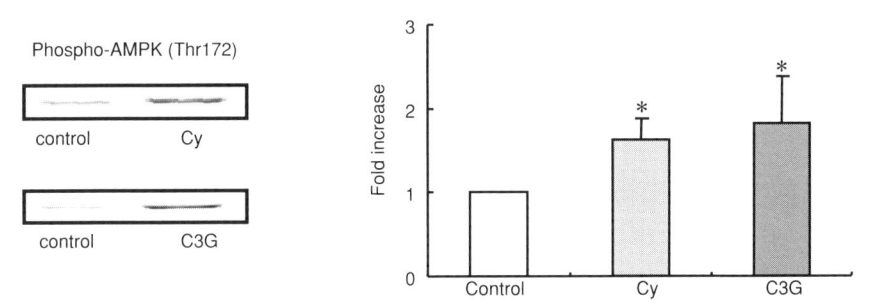

Phospho-AMPK (Thr172)

control　　Cy

control　　C3G

Fold increase

Control　　Cy　　C3G

図2-7　アントシアニンによる AMPK リン酸化の上昇（ラット単離脂肪細胞）[19]
＊：$p<0.05$，コントロールとの比較

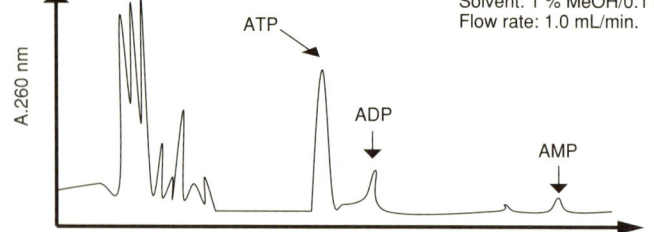

図2-8　HPLCによるラット単離脂肪細胞内のATP，ADP，AMPの検出[19]

Column: Develosil RPAQUEOUS 4.6×150 mm
Solvent: 1% MeOH/0.1 M KH_2PO_4, pH6.0
Flow rate: 1.0 mL/min.

の取り込みを増加させる[21]。またアセチルCoAカルボキシラーゼの活性を抑制し，ミトコンドリアへの脂肪酸流入のゲートキーパー酵素であるカルニチンパルミトイルトランスフェラーゼⅠの活性化をもたらすので，その結果脂肪酸酸化が亢進する[21,22]。アディポネクチンはAMPKの活性化をもたらすが[23]，このことはラット単離脂肪細胞を用いた研究でも報告されている[24]。アントシアニンによるAMPKの活性化は興味深いが，このAMPKは細胞内が低エネルギー状態，すなわちAMP:ATP比の上昇により活性化される。そこでラット単離脂肪細胞を用いた系で細胞内のATP，ADPおよびAMP濃度の測定を試みた。過塩素酸で抽出した試料を遠心後，上清をHPLCにより測定した。HPLCの条件と代表的なクロマトグラムのパターンを図2-8に示した。結果はラット単離脂肪細胞でも細胞内のATP，ADPおよびAMP濃度が測定できることを示したが，C3GやCyの投与はAMP:ATP比をむしろ低下させるという，一見矛盾する興味深い知見を得ており（表2-1），これについてはさらに現在解析を進めているところである。なお，食品因子をラット単離脂肪細胞へ投与後，遺伝子発現をDNAマイクロアレイで解析することも可能である[25]。

(3) ラット内臓脂肪由来脂肪細胞

すでに1〜3節でも述べたように，メタボリックシンドロームにおいて内臓脂肪（腸間膜脂肪）の蓄積とその機能破綻の制御が重要なのは周知であるが，最近になり，内臓脂肪組織由来の脂肪細胞を培養できるキット（ラット由来）

表2-1 アントシアニンを投与したラット単離脂肪細胞中のATP, ADPおよびAMPの定量[19]

	AMP：ATP ratio	ATP	ADP	AMP
（投与7時間後）		nmole/well		
Control	a 0.416±0.021	b 1.054±0.086	a 0.440±0.048	a 0.438±0.041
Cy	b 0.119±0.018	a 1.685±0.060	a 0.410±0.038	b 0.202±0.034
C3G	b 0.105±0.014	a 1.696±0.240	a 0.446±0.103	b 0.183±0.047

平均±標準誤差
値の右上に記載された異なる英小文字は互いに有意差があることを示す（$p<0.05$）。

が利用できるようになっている（図2-9, 図2-10）。すでに種々の検討がなされているが，これらについてはホームページに詳しい（http://www.primarycell.com/vac.html）。

　我々もこのラット内臓脂肪由来脂肪細胞を用いた予備的検討を行っているが，興味深いのは短い培養日数で脂肪細胞への分化から単胞化，肥大化してアディポサイトカインの発現，分泌が変動することである。メーカー側からの情報の裏づけのため，培養7日目とすでに細胞が肥大化している状態と考えられる10日目についてアディポネクチンの分泌量とmRNAレベルを比較した（図2-11）。その結果10日目では，確かにアディポネクチンの分泌量とmRNAレベルはいずれも7日目より低下しており，短い培養日数で脂肪細胞への分化から肥大化によるアディポネクチンの低下を再現できることが明らかになった。実際に食品因子の生理機能評価に用いる際はこの細胞の性質，分化誘導条件等を十分に考慮，理解した上で行う必要があるが，脂肪細胞の肥大化を抑制する食品因子のスクリーニングなどに応用が可能なものと考えられる。現在この細胞のユニークな点や脂肪組織の炎症モデルとしての可能性などが検討されているので，今後の動向が注目される。

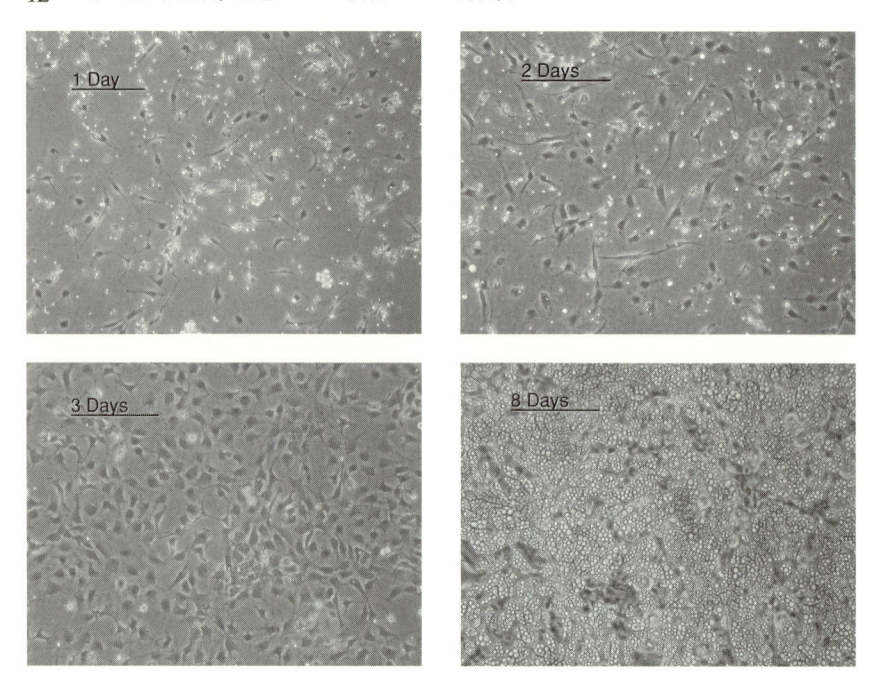

図2-9　ラット内臓脂肪細胞
(株式会社プライマリーセル，平敏夫氏提供)

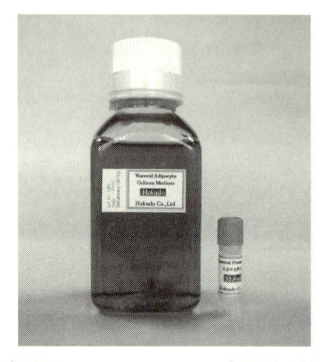

図2-10　市販されているラット内臓脂肪細胞キット
(株式会社プライマリーセル，平敏夫氏提供)

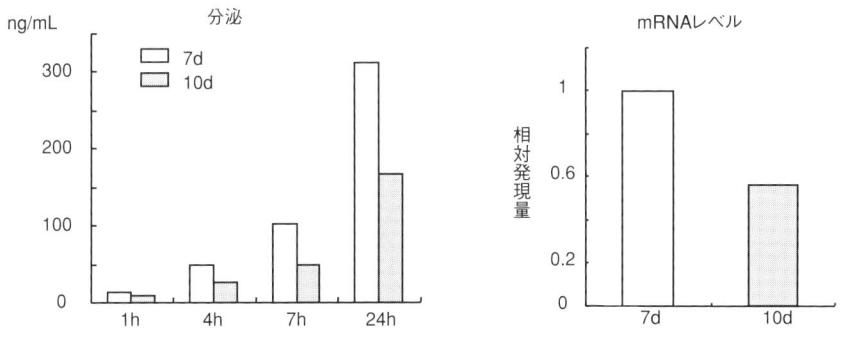

図2-11 ラット内臓脂肪細胞からのアディポネクチンの分泌と遺伝子発現量の変動

(4) ヒト脂肪細胞

　ヒト脂肪細胞もその培養系が確立され，キット化されたものが市販されている。現在では数社から販売されているようであるが，その由来は脂肪吸引により得られた脂肪組織で，これより調製された前駆脂肪細胞が凍結状態で提供されている。筆者が利用経験のあるものは，Zen-BIO 社（http://www.zen-bio.com/）のヒト皮下組織由来の脂肪細胞で，最近同社からヒト内臓脂肪組織由来の脂肪細胞も販売されている。なお，1回程度の継代培養も可能である。細胞は3T3-L1と同様に凍結状態から起こして，90%コンフルエントになったところでプロトコールに従い，分化誘導用培地で3日間維持する。その後成熟脂肪細胞維持培地に交換するが，完全な成熟脂肪細胞を得るにはさらに10日程度を要する（図2-12）。各種ロットがあり，単一ドナーからの供給が可能で，性別，body mass index（BMI），年齢がわかるようになっているが，ミックスドナー（複数のドナー由来の細胞の混合）もある。このような利点を生かして疾患予防マーカー検討の試みも行っているが，ここではヒト脂肪細胞へアントシアニンを投与したときのDNAマイクロアレイ（アフィメトリクス社，ジーンチップ）解析の結果を示す[26]。実験自体は通常の培養細胞と同様で，定法に従い，投与（C3GあるいはCy），回収，測定を行っている。解析は市販の解析ソフト（Gene-Spring，アジレント社）を用いて，まずコントロール値を用いてノーマリゼーショ

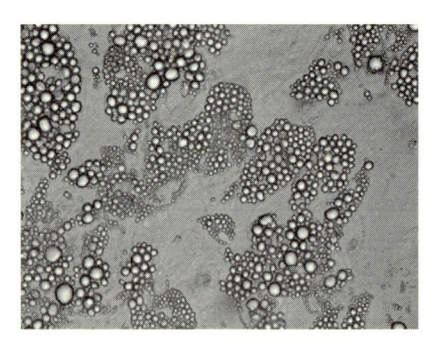

図2-12　ヒト成熟脂肪細胞

ンを行った後，アフィメトリクス社のアルゴリズム，発現強度からシグナルのうまく検出できなかったものや発現強度の低い遺伝子を削除して信頼できると思われる4,538遺伝子を抽出した。これをもとに one-way ANOVA に続いて Student-Newman-Keuls test による有意差検定を行い，さらにコントロールとの比較により1.5倍以上上昇あるいは低下した遺伝子を抽出した。これらの遺伝子は，ほぼ八つのクラスターに分類されるが，その挙動から試料投与で異なる発現変動を示す遺伝子は約42％ほど存在しており，アントシアニン配糖体とアグリコンでの変動する個々の具体的な遺伝子の違い，さらにその生理機能に関する構造活性相関の評価の可能性に広げて解析することが可能ではないかと考えられた。次に，アントシアニンのヒト成熟脂肪細胞への作用を解析する目的でアディポサイトカイン遺伝子を抽出した。その結果，C3G, Cyのいずれの投与においても，アディポネクチンの発現上昇やPAI-1とInterleukin-6（IL-6）が有意に低下することが明らかになった（表2-2）。PAI-1は，血管内皮細胞から産生されるが，前述したように脂肪細胞からも産生されるアディポサイトカインの一つであり，肥満，糖尿病態での血中濃度の上昇が知られている[27,28]。またIL-6は炎症性サイトカインの一つであるが，やはり脂肪細胞からも産生され，インスリン抵抗性に関係し，PAI-1の上昇にも関与することが報告されており，肥満，糖尿病との関連が知られている[29,30]。これらの結果は in vitro の実験であることと，皮下脂肪組織由来の脂肪細胞であることに

表2-2 ヒト脂肪細胞においてアントシアニン投与により遺伝子発現量が上昇あるいは低下したアディポサイトカイン[26]

遺伝子 no.	相対発現量*	遺伝子名
C3G 処理 （上昇）		
NM_004797	1.57	adipose most abundant gene transcript 1 (Adiponectin)
（低下）		
AL574210	0.486	serine (or cysteine) proteinase inhibitor, clade E (nexin, plasminogen activator inhibitor type 1), member 1 (PAI-1)
NM_000600	0.58	interleukin-6 (IL-6)
Cy 処理 （上昇）		
NM_004797	1.82	adipose most abundant gene transcript 1 (Adiponectin)
NM_001928	1.67	D component of complement (adipsin)
NM_001909	1.52	cathepsin D (lysosomal asparty1 protease)
（低下）		
AL574210	0.388	serine (or cysteine) proteinase inhibitor, clade E (nexin, plasminogen activator inhibitor type 1), member 1 (PAI-1)
NM_000600	0.56	interleukin-6 (IL-6)

＊：コントロールの発現量を1.0としたときの各処理群での相対発現量

留意する必要があるが，この脂肪細胞が他の脂肪細胞と同様に研究材料として利用可能であることを示している。

5. 脂肪細胞の特性を生かした食品の生理機能評価からツールの開発へ

　脂肪細胞を用いた評価の際に迅速，簡便で低コストな評価用ツールの開発は重要である。例えば，アディポサイトカインのみに特化したDNAマイクロアレイであるとか，定量性が高い抗体チップなどの供給が可能になれば脂肪細胞を用いた食品の生理機能の評価は加速化される。無論，動物個体やヒト試験へも応用することは可能である。これらについては第8章および第9章に解説されている。

6. おわりに

　以上のように脂肪細胞の特性と食品の生理機能評価について概説した。脂肪細胞の研究は急速な勢いで進んでいる。ここでは食品の生理機能評価の観点から基本的なことを示した。脂肪細胞といっても利用可能なものは各種あり，実験内容に照らし合わせて適切な選択をする必要がある。そのためにそれぞれの脂肪細胞の特性を十分に知っておく必要があることは言うまでもない。in vitro の実験の限界を認識した上で用いれば，脂肪細胞はメタボリックシンドローム予防を標的とした食品の機能評価にはなくてはならない研究材料であろう。最近では脂肪細胞を用いた遺伝子導入に関する実験も盛んであり，本稿では触れなかったが，その導入方法，効率について実験書には書かれていないことも多い。このような技術はすでに脂肪細胞を用いる食品の生理機能の評価の過程においても必要となっている。今後も脂肪細胞は医学，薬学などの分野だけではなく，栄養・食糧研究の分野でもますます重要視されるであろう。新しい展開と有用な食品の創製に期待したい。

◆文　献◆

1) Matsuzawa Y.: Adipocytokines and metabolic syndrome. *Semin Vasc Med* 2005 ; 5 : 34-39.
2) Friedman J.M., Halaas J.L.: Leptin and the regulation of body weight in mammals. *Nature* 1998 ; 395 : 763-770.
3) Maeda K., Okubo K., Shimomura I. et al.: cDNA cloning and expression of a novel adipose specific collagen-like factor, apM1 (AdiPose Most abundant Gene transcript 1). *Biochem Biophys Res Commun* 1996 ; 221 : 16286-16289.
4) Arita Y., Kihara S., Ouchi N. et al.: Paradoxical decrease of an adipose-specific protein, adiponectin, in obesity. *Biochem Biophys Res Commun* 1999 ; 257 : 79-83.
5) Bajaj M., Suraamornkul S., Piper P. et al.: Decreased plasma adiponectin

concentrations are closely related to hepatic fat content and hepatic insulin resistance in pioglitazone-treated type 2 diabetic patients. *J Clin Endocrinol Metab* 2004 ; 89 : 200-206.
6) Diez J.J., Iglesias P. : The role of the novel adipocyte-derived hormone adiponectin in human disease. *Eur J Endocrinol* 2003 ; 148 : 293-300.
7) Shimomura I., Funahashi, T., Takahashi M. et al. : Enhanced expression of PAI-1 in visceral fat : possible contributor to vascular disease in obesity. *Nat Med* 1996 ; 2 : 800-803.
8) Sartipy P., Loskutoff. D. J. : Monocyte chemoattractant protein 1 in obesity and insulin resistance. *Proc Natl Acad Sci USA* 2003 ; 100 : 7265-7270.
9) Weisberg S.P., McCann D., Desai M. et al. : Obesity is associated with macrophage accumulation in adipose tissue. *J Clin Invest* 2003 ; 112 : 1796-1808.
10) Xu H., Barnes G.T., Yang Q. et al. : Chronic inflammation in fat plays a crucial role in the development of obesity related insulin resistance. *J Clin Invest* 2003 ; 112 : 1821-1830.
11) Suganami T., Nishida J., Ogawa Y. : A paracrine loop between adipocytes and macrophages aggravates inflammatory changes : role of free fatty acids and tumor necrosis factor alpha. *Arterioscler Thromb Vasc Biol*. 2005 ; 25 : 2062-2068.
12) Kanda H., Tateya S., Tamori Y. et al. : MCP-1 contributes to macrophage infiltration into adipose tissue, insulin resistance, and hepatic steatosis in obesity. *J Clin Invest* 2006 ; 116 : 1494-1505.
13) Ozcan U., Cao Q., Yilmaz E. : Endoplasmic reticulum stress links obesity, insulin action, and type 2 diabetes. *Science*. 2004 ; 306 : 457-461.
14) Furukawa S., Fujita T., Shimabukuro M. et al. : Increased oxidative stress in obesity and its impact on metabolic syndrome. *J Clin Invest* 2004 ; 114 : 1752-1761.
15) Green H., Meuth M. : An established pre-adipose cell line and its differentiation in culture. *Cell*. 1974 ; 3 : 127-133.
16) Rodbell M. : Metabolism of isolated fat cells. I. Effects of hormones on glucose metabolism and lipolysis. *J. Biol. Chem*. 1964 ; 239 : 375-380.
17) Sugihara H., Yonemitsu N., Miyabara S. et al. : Primary cultures of unilocular fat cells : characteristics of growth in vitro and changes in differentiation properties. *Differentiation*. 1986 ; 31 : 42-49.
18) Sugihara H., Yonemitsu N., Toda S. et al. : Unilocular fat cells in three-di-

mensional collagen gel matrix culture. *J Lipid Res.* 1988 ; 29 : 691-697.
19) Tsuda T., Ueno Y., Aoki H. et al. : Anthocyanin enhances adipocytokine secretion and adipocyte-specific gene expression in isolated rat adipocytes. *Biochem Biophys Res Commn* 2004 ; 316 : 149-157.
20) Woods A., Johnstone S.R., Dickerson K., et al. : LKB1 is the upstream kinase in the AMP-activated protein kinase cascade. *Curr Biol* 2003 ; 13 : 2004-2008.
21) Hardie D.G., Scott J.W., Pan D.A. : Management of cellular energy by the AMP-activated protein kinase system. *FEBS Lett* 2003 ; 546 : 113-120.
22) Minokoshi Y., Kim Y.-B., Peroni O.D. : Leptin stimulates fatty-acid oxidation by activating AMP-activated protein kinase *Nature* 2002 ; 415 : 339-343.
23) Yamauchi T., Kamon J., Minokoshi Y. et al. : Adiponectin stimulates glucose utilization and fatty-acid oxidation by activating AMP-activated protein kinase. *Nat Med* 2002 ; 8 : 1288-1295.
24) Wu X., Motoshima H., Mahadev K. et al. : Involvement of AMP-activated protein kinase in glucose uptake stimulated by the globular domain of adiponectin in primary rat adipocytes. *Diabetes* 2003 ; 52 : 1355-1363.
25) Tsuda, T., Ueno Y., Kojo, H. et al. : Gene expression profile of isolated rat adipocytes treated with anthocyanins. *Biochim Biophys Acta* 2005 ; 1733 : 137-147.
26) Tsuda T., Ueno Y.,Yoshikawa T. et al. : Microarray profiling of gene expression in human adipocytes in response to anthocyanins. *Biochem Pharmacol* 2006 ; 71 : 1184-1197.
27) Eriksson P., Reynisdottir S., Lonnqvist F. : Adipose tissue secretion of plasminogen activator inhibitor-1 in non-obese and obese individuals. *Diabetologia* 1998 ; 41 : 65-71.
28) Juhan-Vague I., Alessi M.C., Mavri A. et al. : Plasminogen activator inhibitor-1, inflammation, obesity, insulin resistance and vascular risk. *J Thromb Haemost* 2003 ; 1 : 1575-1579.
29) Pradhan A.D., Manson J.E., Rifai N. et al. : C-reactive protein, interleukin 6, and risk of developing type2 diabetes mellitus. *J Am Med Assoc* 2001 ; 286 : 327-334.
30) Rega G., Kaun G.C., Weiss T.W. et al. : Inflammatory cytokines interleukin-6 and oncostatin M induce plasminogen Activator Inhibitor-1 in human adipose tissue. *Circulation* 2005 ; 111 : 1938-1945.

第3章　TRPV1を活性化する食品成分

渡辺　達夫*
岩崎　有作*
古旗　賢二*
守田　昭仁*

1. はじめに

　TRPV1とは，transient receptor potential vanilloid subtype 1の略称で，トウガラシ辛味成分カプサイシンにより活性化される受容体である。カプサイシン類（バニロイド，バニリル骨格をもつ化合物群）に反応するので当初はバニロイド受容体VR1と呼称されたが，相同性の関係からTRPファミリーに組み込まれ，現在はTRPV1と呼ばれている。

　カプサイシンは，TRPV1を活性化して，エネルギーの消費を高めるように体を調節すると考えられる。そこで，TRPV1を活性化する食品成分の中に，カプサイシンと同様にエネルギーの燃焼を高める化合物があるという仮説のもとに，成分の探索を行っている。

（1）生活習慣病と肥満

　近年，食生活がたいへん豊かになり，また，便利な時代になったことと相まって，高血圧，動脈硬化，糖尿病，がんなどの生活習慣病に罹患する人が増えてきている。生活習慣病は，エネルギーの過剰摂取，摂取栄養素の偏り，運動不足，過度のストレスなどの生体にとって都合の悪い状態を数年から数十年続け

---

*静岡県立大学食品栄養科学部

た結果によるものと考えられる。

一方,肥満が生活習慣病の大きな危険因子の一つであることが知られていて,最近,メタボリックシンドロームの概念が提唱された。これは,内臓脂肪が蓄積していて,かつ,高血圧・高血糖・高脂血症(高トリグリセリドまたは低HDL)のうち二つ以上が当てはまると生活習慣病に罹患しやすくなるという考え方である。

(2) アディポサイトカイン

脂肪,特に内臓脂肪の蓄積がなぜ代謝関連病につながるかというと,脂肪細胞が生活習慣病の発症に関連したホルモン様因子を分泌するからである。1994年のレプチンの発見[1]以来,脂肪細胞が多種のサイトカインやケモカインを分泌することが明らかにされてきて,これらはアディポサイトカインと呼ばれるようになった。アディポサイトカインには,動脈硬化,脂質代謝異常,耐糖能異常,高血圧などを引き起こすものが多種存在する[2]。

(3) 肥満の抑制・解消法

肥満は,摂取エネルギーよりも消費エネルギーが低いことから生じる。すなわち,肥満を防止したり,肥満状態を解消するには,摂取エネルギーを抑えるか,消費エネルギーを高める,およびこれらの両方を実行するしかない。

現代のように非常に他種類の食物がふんだんに市場に出回っている状況では,摂取エネルギーを抑えるのは簡単ではなく,強い自制心やストイシズムを必要とする。

(4) ヒトのエネルギー消費とDIT

ヒトのエネルギー消費は,通常の運動強度では安静時代謝が最も大きく,運動によるものがこれに次ぐ。興味深いことに,食品を摂取するだけでもエネルギーの消費がもたらされる。以前はこの現象を,栄養素の消化・吸収等で消費されるエネルギーと考え,特異動的作用(specific dynamic action;SDA)と呼

んでいた。しかし，食物の摂取は，消化管だけでなく口腔内刺激などでもエネルギー消費を引き起こすことが判明してきて，現在では，食餌誘発性産熱(diet-induced thermogenesis；DIT)や，食品の産熱効果（thermic effect of food；TEF）と呼称されている。

DITは一日の消費エネルギーの5〜15%程度[3]を占め，肥満を抑制する方向で体を調節していると考えられる。DITは摂取食品の種類や個人により異なる。DITを高める食品成分を見出せば，肥満の解消の一助になろう。

DITを高める食品成分としてよく研究されているものに，トウガラシ辛味成分のカプサイシンがある。

(5) カプサイシン受容体（TRPV1）

カプサイシンには種々の薬理・生理作用が知られている[4]が，これらの多くは，カプサイシン受容体を介する反応である。

カプサイシン受容体（TRPV1）のクローニングは，アメリカ・カリフォルニア大学サンフランシスコ校のDavid Juliusの研究グループがラットのものについて成功し，1997年に報告した[5]。

TRPV1は，6回膜貫通型の陽イオンチャネルで，カプサイシンのほかに43℃以上の熱や，H^+により刺激され，Ca^{2+}などの細胞内への流入を引き起こす[6]。一次知覚神経の終末に発現していて，全身に分布している[5]。TRPV1は脳にも存在することが報告されているが，脳での働きに関しては不明な点が多い。最

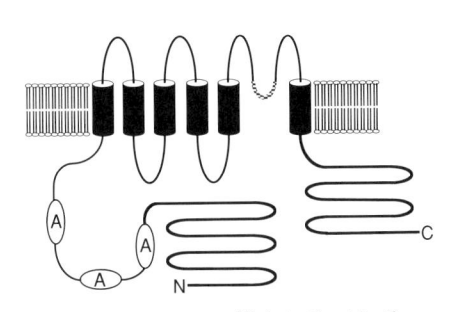

図3-1 TRPV1の推定トポロジー[5]

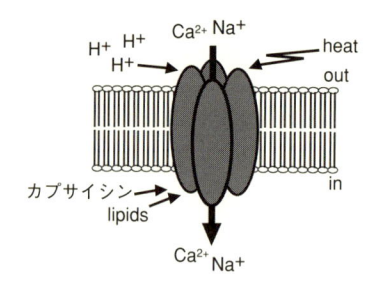

図3-2　細胞膜中でのカプサイシン受容体（TRPV1）の推定四量体構造[6]

近では，脳・神経系以外の細胞にもTRPV1の発現が見出されているが，その生理機能は解明されていない。

（6）カプサイシンとエネルギー代謝

齧歯類でカプサイシンのエネルギー代謝への作用機構は詳細に研究されている[7]。

摂取されたカプサイシンは，胃や小腸上部で大半が血中に吸収される[8]。カプサイシンは，全身に分布する感覚神経に作用して，中枢経由で副腎交感神経活動を高め，副腎からのアドレナリン分泌を引き起こす[9]。血中に分泌されたアドレナリンは，肝臓でグリコーゲンの分解を促進して血糖を高め，白色脂肪組織で脂肪を分解して血中遊離脂肪酸を増大させる[10]。これらのエネルギー基質が動員される一方で，産熱組織であり交感神経支配を受ける褐色脂肪をカプサイシンは活性化する[11]。すなわち，カプサイシンの摂取はエネルギー動員とエネルギー燃焼をともに亢進させ，エネルギー消費を高める。実際，カプサイシンの経口投与による深部体温の上昇が観察されている[12]。

カプサイシンによるエネルギー代謝の亢進作用には，アドレナリン分泌が大きく寄与していると考えられる。カプサイシンによるアドレナリン分泌亢進は，カプサイシン感受性神経の脱感作処理[13]や，カプサイシン受容体TRPV1の阻害剤であるカプサゼピン処理[14]などで消失することから，TRPV1を介したものである。

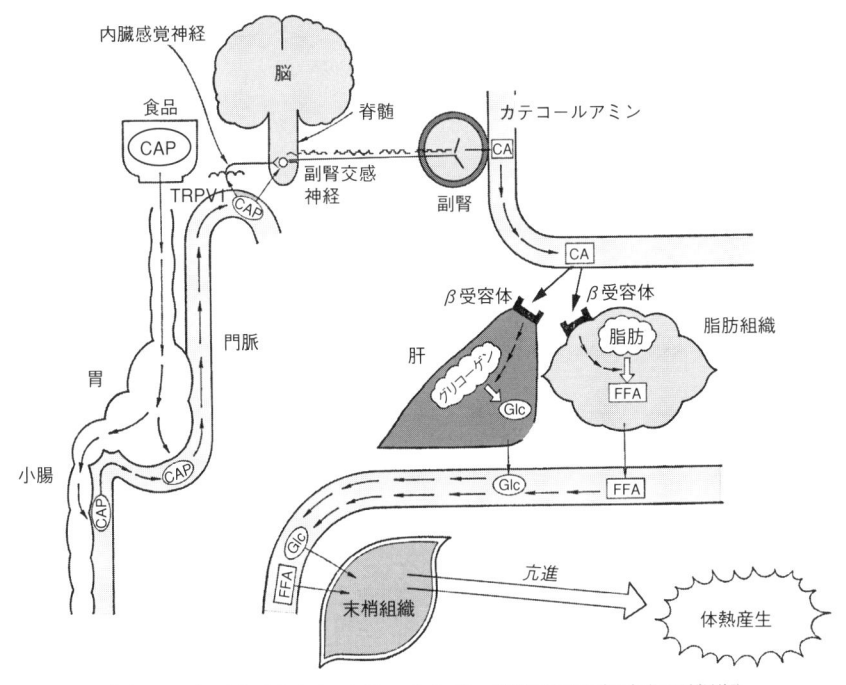

図3-3 カプサイシンによるエネルギー代謝亢進の推定作用機構[7]
CAP：カプサイシン，Glc：グルコース，FFA：遊離脂肪酸，CA：カテコールアミン

そこで我々は，TRPV1を活性化する食品成分の中に，カプサイシンと同様の機序でエネルギー代謝を高める化合物が存在するという仮説を立て，TRPV1発現細胞を構築して，TRPV1を活性化する食品成分の探索を行っている。

2．HEK293VR11細胞の樹立

ラットTRPV1を安定的に発現させたHEK293VR11細胞は，Caterinaらの方法に準じて樹立した[15]。

ラットC6 glioma細胞から抽出したmRNAを鋳型としてRT-PCRでTRPV1 cDNAを増幅し，それを哺乳類細胞用遺伝子発現ベクターであるpcDNA3 (invitorogen)に組み込んだ。このpcDNA3-rTRPV1をヒト胎児腎由来HEK(human embryonic kidney）293細胞に導入した。pcDNA 3 には neomycin 耐性遺伝子が組み込まれている。そこで，抗生物質 G418 存在下で細胞を培養し，生き残った細胞を選抜することで，TRPV 1 を安定的に発現した細胞（HEK293VR11細胞）を樹立した。

HEK293VR11細胞での TRPV 1 の mRNA 発現，および，TRPV 1 たんぱく質の存在を，ノーザンブロット法ならびにウェスタンブロット法で確認した。HEK293VR11細胞で発現している TRPV 1 たんぱく質の機能が正常であることは，以下に述べる培養細胞を用いた *in vitro* 評価系で逐次検定した。

3．TRPV 1 活性の評価法

（1）培養細胞を用いた *in vitro* 試験

1）カルシウムイメージング

a．カルシウムプローブ　　TRPV 1 は，活性化すると細胞内へ Ca^{2+} を流入させる。そこで，Ca^{2+} 濃度に応じて蛍光強度を増す Fura-2 や Fluo-4 などの Ca^{2+} 感受性蛍光色素を用いて細胞内 Ca^{2+} 濃度を測定することで，TRPV 1 の活性化の程度を測定することができる。これらのカルシウムプローブは水溶性であるため細胞膜を通過できない。細胞内にプローブを取り込ませるためには，プローブのカルボキシル基をアセトキシメチルエステルにした AM 誘導体を用いる。細胞内に取り込まれた AM 誘導体はエステラーゼで加水分解されて AM 基がはずれ，細胞内 Ca^{2+} インジケーターとして作用するようになる。

カルシウムプローブとしてはさまざまなものが市販されているが，各々に特徴があり，実際の測定条件に適したプローブを使う必要がある。また，生体試料や食品の粗抽出液などの試料によっては，励起光や蛍光波長付近に吸収を有するものもあり，Ca^{2+} 濃度に依存する蛍光の変化を妨害することもある。

代表的なカルシウムプローブは Fluo-4 と Fura-2 である。

図3-4　Fura-2 AM（左）と Fluo-4 AM（右）の化学構造式

$R = CH_2OCOCH_3$

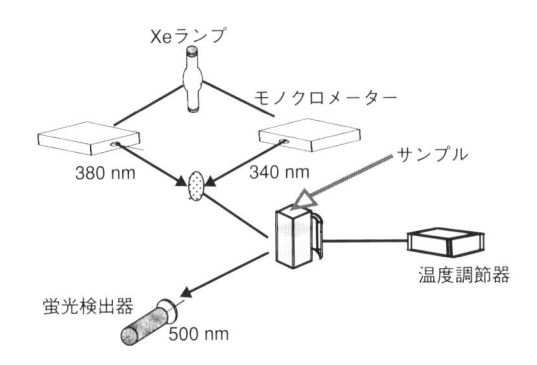

図3-5　Fura-2 を用いた細胞内イオン濃度測定装置による TRPV1 賦活能の測定

　Fura-2の大きな特徴は，Ca^{2+}が結合することにより励起波長のピークが大きく短波長側にシフト（362nm→335nm）することである。335nm付近で励起した場合にはCa^{2+}濃度の上昇に伴い蛍光強度が増大するのに対し，370～380nm付近で励起したときは逆に蛍光強度が減少する。したがって，適当な二波長を選択して励起し，そのときの蛍光強度の比をとると，その比が色素の濃度，光源の強度，細胞の大きさ等に関係なくCa^{2+}濃度と対応づけられる。ただし，Fura-2を用いるには，UV領域での励起が可能な光源が必要である。

Fluo-4は，可視光（480nm付近）で励起されることからアルゴンレーザー（488nm）を含め光源を選ばずに使用できる．ただし，一波長励起のため，色素の濃度，光源の強度，細胞の大きさ等の影響を受けるので，測定値は基準物質に対する応答との相対値となる．

b．細胞内イオン濃度測定装置　150mm dishにコンフルエントになったHEK293VR11細胞（およそ$7.0×10^7$cells）を，EDTA/PBS(-)でdishからはがし，Hanks'-HEPES緩衝液（pH7.4）で洗浄後，Ca^{2+}濃度指示薬であるFura-2 AMを含むHanks'-HEPES緩衝液（pH7.4）に浸とうさせて，細胞内にFura-2 AMを取り込ませる（ローディング）．細胞外の蛍光色素を除去するためにHanks'-HEPES緩衝液（pH7.4）で洗浄後，細胞をHanks'-HEPES緩衝液（pH7.4）で再懸濁させ，ガラスセルに1mL入れて，細胞内イオン濃度測定装置（CAF-110，日本分光）にセルを装着する．37℃にて，マグネチックスターラーで撹拌しながら，緩衝液やDMSOに溶解した試料を1μL加え，蛍光強度の変化を経時的に測定する．

Fura-2で，細胞内Ca^{2+}濃度を計算するには，最大Ca^{2+}濃度と最小Ca^{2+}濃度を測定する必要がある．Triton X-100を加えると，細胞膜が部分的に破壊され，細胞外液中のCa^{2+}が細胞内に流入し，最大Ca^{2+}濃度が測定できる．EGTAは解離定数がFura-2よりも大きく，Fura-2に結合していたCa^{2+}すべてと結合するので，最小Ca^{2+}濃度を測定できる．Grynkiewiczらは，サンプル，Triton X-100，EGTAを加えたときの蛍光値とFura-2の解離定数(224nM)から細胞内Ca^{2+}濃度を計算する式を考案した[16]．

$$[Ca^{2+}] = K_d \times \frac{R-R_{min}}{R_{max}-R} \times \frac{S_{f2}}{S_{b2}}$$

R：[ex.340, em.500] / [ex.380, em.500]

R_{max}：Triton X-100投与による最大R値

R_{min}：EGTA投与による最小R値

S_{b2}：Triton X-100投与による最小 [ex.380 em.500] の値

S_{f2}：EGTA投与による最大 [ex.380 em.500] の値

K_d：Fura-2の解離定数

　近年では，上述の細胞内イオン濃度装置に変わって，96穴プレートを用いて一度に多検体測定できる装置（FLIPR®やFLEXstation®，Molecular Devices）が開発され，食品成分のスクリーニングのような多検体測定に適する。96穴プレートを用いた受容体解析結果も多く報告されてきている。ただし，細胞内イオン濃度装置による方法と96穴プレートを用いた方法では細胞の状態や撹拌などの条件が異なることから，一部の化合物に対しては解析結果が大きく異なることがある。

c．**蛍光顕微鏡**　　細胞内カルシウムイオン濃度測定装置によるカルシウムイメージングでは，複数の細胞の応答を平均化して観測するのに対して，蛍光顕微鏡では一つ一つの細胞の蛍光変化を経時的に解析できる。この方法は，HEK293VR11細胞のような形質が均一の細胞の解析よりもむしろ，形質の異なる細胞の集合体，例えば，後根神経節細胞などのカルシウムイメージングなどによく使用される。

2) パッチクランプ法[17]

TRPV1は細胞膜を貫通しているイオンチャネルである。パッチクランプ法

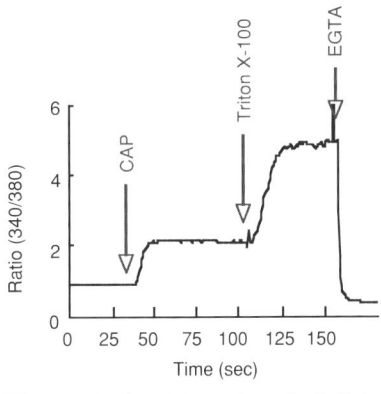

図3-6　カプサイシン（CAP）を投与したときの測定例

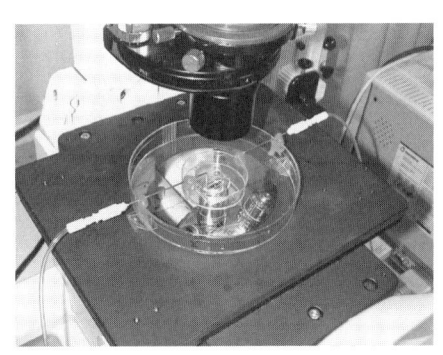

図3-7　蛍光顕微鏡と灌流チャンバー

は，このようなイオンチャネルの活動を，イオンがチャネルを通過する際に生じるイオン電流として記録する方法である。パッチクランプ法の原理は，細胞膜にガラス微小管ピペットを密着させ，電気的にピペット内と細胞膜で仕切られた空間を電位固定した状態で，細胞膜に存在するイオンチャネルにイオンが通過する際生じるイオン電流を計測するというものである。

TRPV1を異所的に発現させたHEK293細胞が接着したカバーガラスを，灌流チェンバーに置き，顕微鏡下，オシロスコープで電気抵抗値を観測しながら，マニピュレーターを用いてピペットと細胞を密着させる。次に，ピペット先端部の細胞膜を電気刺激で破るとピペット内と細胞内が電気的に一律となり（ホールセルモード），この状態で細胞内を-50mVに固定する。チェンバーに検体を灌流させてTRPV1チャネルが開くと，外液は0mVなので電位の勾配に従ってCa^{2+}, Na^+などの陽イオンが細胞内に流入することで，イオン電流が発生する。この微小電流（pA~nAオーダー）をアンプで増幅し記録する。カプサイシンの場合，0.001μM溶液で電流が観測されはじめ，1μM溶液で電流値は最大に達する。最大電流値の1/2を示すカプサイシン濃度（活性値：EC_{50}）は0.02μMである[18]。観測される最大電流値は，細胞に発現しているTRPV1分子数に依存するが，活性値は変わらない。

TRPV1を活性化する食品成分の探索におけるパッチクランプ法の利点は，イオンの流れを測定する方法であることから，食品成分の色の影響（UV吸収，蛍光なども含む）を受けないことと，イオンチャネルの特性を詳細に解析できることである。さらに，一つの細胞で数種類の検体を繰り返し測定することができ，特殊な試薬もほとんど使用しないのでランニングコストは低い。しかし，わずかな電気的変化を測定するので外部電波の影響を遮断する設備を要する。また，多検体を一斉に測定するといったいわゆるハイスループット分析には不向きである。

（2）齧歯類による in vitro 試験

1）アイ・ワイピング試験

齧歯類の目に辛味関連物質を滴下して，四肢によるひっかき行動数をカウントする試験である。ハンガリーの Szolcsanyi らが開発したもので，ヒトでの辛味度と相関することが知られている[19]。

2）足 蹠 投 与

足蹠（足裏）の皮下へ化合物を投与して，その後の痛み関連行動を調べる試験である。発痛物質の試験に用いられる。この投与方法を用いると，化合物を感覚神経終末の TRPV 1 のごく近傍に直接投与することとなる。富永らは，カプシエイトやオルバニルといった，カプサイシンと同程度の TRPV 1 賦活能を示しながらごく低辛味である化合物が，マウスの足蹠投与で痛みを誘発することを示して，辛味の発現には，TRPV 1 に対する賦活能とともに適切な脂溶性の度合いが重要であることを示唆した[20]。

4．TRPV 1 を活性化する食品成分

TRPV 1 を活性化する食品成分の研究は，1997年の TRPV 1 発見以降精力的に取り組まれてきた。ブラジルの Calixto らは2004年末までに報告された論文を検索して，食品中の TRPV 1 賦活成分をリストアップしている[21]。トウガラシのカプサイシノイド（カプサイシン類縁体），コショウのピペリン，クローブのオイゲノール（eugenol），コウライニンジンのジンセノシド（ginsenosides），ゴシュユのエボジアミン（evodiamine）などである。我々も TRPV 1 発現細胞を用いて，多くの成果を得ている。

（1）トウガラシ辛味関連化合物

1）カプサイシン

2 節で樹立した HEK293VR11細胞は，蛍光顕微鏡を用いた細胞内カルシウ

ムイメージング法ですべての細胞がカプサイシンに反応することを確認した。

また，細胞内イオン濃度測定装置にてHEK293VR11細胞に対するカプサイシンの用量作用曲線を求めたところ，10nM程度で反応が起こりはじめ，1～10μMで最大応答に達した。EC_{50}は82nMで[15]，JermanらやAppendinoらの結果（15～190nM）と同様の値を示した[15]。

また，カプサイシン1μMで引き起こされるCa^{2+}流入が，カプサゼピン100μMで完全に抑制された。さらに，親細胞であるHEK293では，カプサイシン1μMで細胞内Ca^{2+}濃度は上昇しなかった。

これらのことから，HEK293VR11細胞は機能的TRPV1が発現していることを確認できた。

2）カプシエイト

強辛味トウガラシ'CH-19'から選抜・固定された甘味種トウガラシ'CH-19甘'には，カプサイシンと構造の酷似した無辛味化合物カプシエイトが高濃度に含まれる[22,23]。構造の違いは，芳香環とアシル基の結合部分が，カプサイシンはアミドであるのに対し，カプシエイトはエステルである点のみである。

カプシエイトのTRPV1に対する活性を測定したところ，パッチクランプではEC_{50}はカプサイシンが112nMであったのに対し，カプシエイトは477nMで，最大応答はカプサイシンの場合とほぼ同等であった[15]。

懸濁細胞系でFura-2AMを用いたカルシウムイメージングでは，EC_{50}がカプサイシンが82nMに対しカプシエイトは606nM，最大応答はカプサイシン10μMの約90％[15]と，どちらの測定系でもカプサイシンに近い数値を示し，辛味刺激がないにもかかわらず，カプサイシン並みのTRPV1賦活能を示すことが明らかとなった。

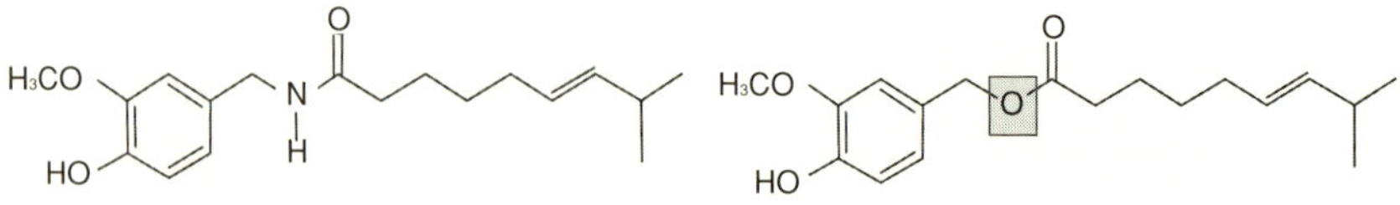

図3-8 カプサイシン（左）とカプシエイト（右）の化学構造

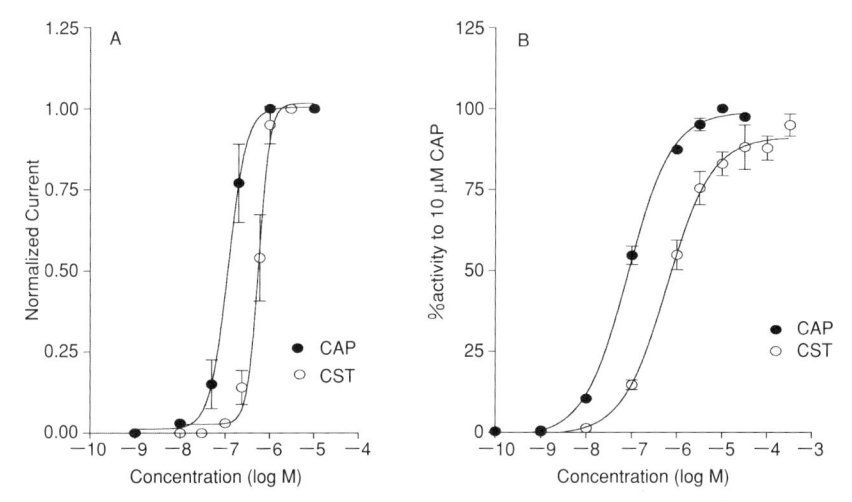

図3-9 TRPV1を異所的に安定的に発現したHEK293VR11細胞でのカプサイシンとカプシエイトの用量作用曲線[15]

A:パッチクランプ法。1 μMのカプサイシン（CAP）と3 μMのカプシエイト（CST）での値を最大応答値として規格化した。$n=3$，値は平均値±SEMで示した。

B:カルシウムイメージング法（細胞内イオン濃度測定装置）。10 μMのカプサイシンでの応答を100%として規格化した。$n=6\sim7$

カプシエイトは，マウスの目に滴下しても痛み関連行動を引き起こさなかったが，マウスの足裏皮下に投与すると，痛みに伴うと思われる足裏をなめたりする行動がカプサイシンと同程度に誘発され[20]，in vivo でもTRPV1を活性化することが示された。

実際，マウスでの経口投与実験で，カプシエイトによるカプサイシンと類似の深部体温上昇作用が観察されている[12]。

3）カプサイシノール

カプサイシノールは，強い抗酸化作用をもつ物質としてキダチトウガラシから見出されたカプサイシンの類縁体である[24]。その化学構造はカプサイシンの脂肪酸側鎖に水酸基が付加したものであるが，それだけで，辛味がカプサイシンの約1/100に低下する。カプサイシノールの簡便な合成法を考案して，TRPV1賦活能とアドレナリン分泌能を測定したところ，いずれもカプサイシンの約

図3-10　カプサイシノールの化学構造

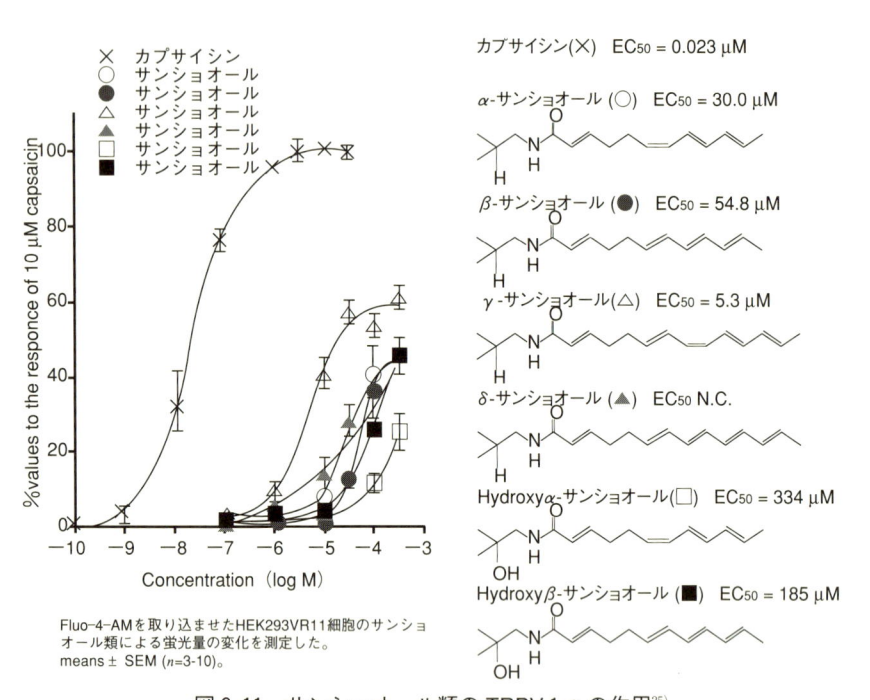

図3-11　サンショオール類のTRPV1への作用[25]

カプサイシン(×)　EC$_{50}$ = 0.023 μM

α-サンショオール (○)　EC$_{50}$ = 30.0 μM

β-サンショオール (●)　EC$_{50}$ = 54.8 μM

γ-サンショオール(△)　EC$_{50}$ = 5.3 μM

δ-サンショオール (▲)　EC$_{50}$ N.C.

Hydroxyα-サンショオール(□)　EC$_{50}$ = 334 μM

Hydroxyβ-サンショオール (■)　EC$_{50}$ = 185 μM

Fluo-4-AMを取り込ませたHEK293VR11細胞のサンショオール類による蛍光量の変化を測定した。
means ± SEM (n=3-10)。

1/100であり，辛味発現とアドレナリン分泌作用へのTRPV1の寄与率の高さが示唆された[18]。

（2）サンショウの辛味関連化合物[25]

サンショウは，独特の香りと辛味が好まれている香辛料である。

サンショウの辛味関連化合物としてα-，β-，γ-およびδ-サンショオールと，α-およびβ-サンショオールのヒドロキシ体を用いて，ヒトでの辛味度と，

ratTRPV1賦活能を測定した。

　辛味度を，辛味を感じる最大希釈倍率であるスコービル値で求めた。カプサイシンのスコービル値は1,600万である。これに対し，サンショオール類は8万～11万，ヒドロキシ体は1万～2万と，いずれも低い辛味度を示した[25]。

　TRPV1賦活能は，EC_{50}値はγ-サンショオールが最も高活性（低濃度）で，ヒドロキシα-サンショオールが最も低い活性（高濃度）を示したが，いずれもカプサイシンに対して2桁から3桁高濃度が必要であった。最大応答値も10μMカプサイシンの半分程度と弱いものであった[25]。

　ヒトでの官能検査値とTRPV1賦活能は完全には一致はしなかったものの，およその傾向は似通っていた。サンショウ自身が強辛味でなく，麻痺性を感じさせる味質であることから，TRPV1を活性化して辛味をもたらす以外に，他の受容体の活性化を引き起こしていることも考えられる。

（3）ショウガの辛味関連化合物[26]

　ショウガもサンショウ同様，古来用いられている香辛料で，清涼な香りとシャープな辛みを示す。

　ショウガの辛味成分には，生ショウガに存在するジンゲロール類，蒸して乾燥したカンキョウにみられるショウガオール類，これら化合物の分解物であるジンゲロンなどがある。ジンゲロールとショウガオールには，アルキル鎖長の異なる類縁体が存在し，水酸基（ジンゲロール）または二重結合（ショウガオール）の位置からのアルキル鎖の長さにより，命名されている（図3-12）。

　ショウガ辛味化合物のTRPV1への作用を調べたところ，鎖長の違いによる影響はみられず，EC_{50}はジンゲロール類では2～4μM，ショウガオール類は0.6～0.9μM，ジンゲロンは770μMであった。最大応答はいずれも10μMカプサイシンの80％程度で，ジンゲロール類，ショウガオール類は比較的活性の高いTRPV1アゴニストである。

　辛味度は，Govindarajanによると，[6]-ジンゲロールはスコービル値で8万，[6]-ショウガオールは15万，他のジンゲロール，ショウガオールは1万以下と

$n=6$：[6]-ジンゲロール(6G,◆)EC$_{50}$=4.55μM
$n=8$：[8]-ジンゲロール(8G,▼)EC$_{50}$=2.09μM
$n=10$：[10]-ジンゲロール(10G,▲)EC$_{50}$=2.00μM

$n=6$：[6]-ショウガオール(6S,◇)EC$_{50}$=0.61μM
$n=8$：[8]-ショウガオール(8S,▽)EC$_{50}$=0.71μM
$n=10$：[10]-ショウガオール(10S,△)EC$_{50}$=0.87μM

ジンゲロン(Zin,■)EC$_{50}$=706μM

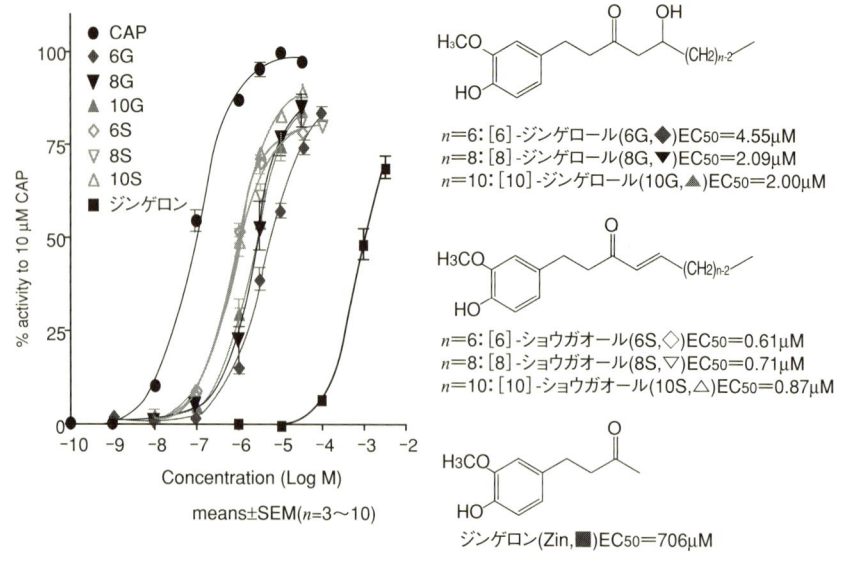

図3-12　ショウガ辛味成分の TRPV 1 への作用[26]

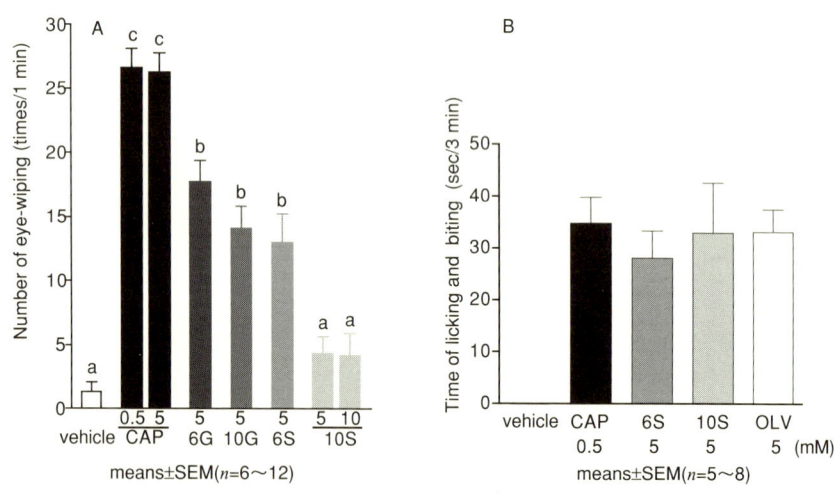

図3-13　アイ・ワイピング試験（ラット）による辛味度の測定（A）と足裏皮下投与により引き起こされる痛み関連行動（B）[26]

CAP：カプサイシン, G：ジンゲロール, S：ショウガオール, OLV：オルバニル

報告されている[27]。そこで，辛味度を，微量の試料で測定できる，ラットの目を用いたひっかき行動回数（アイ・ワイピング試験）で求めた。興味深いことに，[6]-ジンゲロール，[6]-ショウガオール，[10]-ジンゲロールは，ひっかき行動を誘発したが，[10]-ショウガオールは，無辛味化合物として知られるオルバニルと同様に刺激性を示さなかった（図3-13）。しかし，ラットの足裏皮下への投与では，[10]-ショウガオールは痛み行動を引き起こし，TRPV1の阻害剤カプサゼピンで痛み行動が抑えられたことから，*in vivo* でTRPV1を活性化することが明らかとなった。すなわち，[10]-ショウガオールは，ごく低辛味の TRPV1 アゴニストである。

次に，カプサイシンのようにアドレナリン分泌を誘発するか調べた。ジンゲロール，ショウガオール類ともにアドレナリンの分泌を亢進した[26]。

以上のことより，ショウガ辛味成分のうち，ジンゲロールやショウガオールはTRPV1のアゴニストであり，特に[10]-ショウガオールは，低刺激性でかつアドレナリン分泌を引き起こす化合物であることが明らかとなった。[10]-ショウガオールがTRPV1活性をもちながら低辛味であるのは，脂溶性の高さによるものと考えられる。

5．おわりに

香辛料を中心にTRPV1を活性化する成分について述べてきた。これらの成分は，カプサイシンと同様にエネルギー代謝を高める可能性があるが，今後，エネルギー代謝への影響等を含めた統合的な研究が必要である。

また，現在，中医学でいう，食品の温・熱・涼・寒に注目し，それぞれに分類される食品の抽出物が，TRPV1に対してどのような作用を示すかを網羅的に解析しているところである。

これらの研究結果が，食べることによって肥満を抑えうる食品成分の開発につながっていくことを期待している。

◆文　献◆

1) Zhang Y., Proenca R., Maffei M. et al.: Positional cloning of the mouse obese gene and its human homologue. Nature 1994 ; 372 ; 425-432.
2) 森山達哉, 河田照雄:脂肪組織とアディポサイトカイン. 脂質栄養と健康(宮澤陽夫, 柳田晃良, 藤本健四郎編), 建帛社, 2005, p194-216.
3) Westerterp K.R.: Diet induced thermogenesis. Nutr Metab 2004 ; 1(5) ; 1-5.
4) 辛味成分の生理作用. トウガラシ－辛味の科学(岩井和夫, 渡辺達夫編), 幸書房, 2000, p148-228.
5) Caterina M.J., Schumacher M.A., Tominaga M. et al.: The capsaicin receptor : a heat-activated ion channel in the pain pathway. Nature 1997; 389; 816-824.
6) Tominaga T., Tominaga M.: Structure and function of TRPV 1. Pflugers Arch (Eur J Physiol) 2005 ; 451 ; 143-150.
7) Iwai K., Yazawa A., Watanabe T.: Roles as metabolic regulators of the non-nutrients, capsaicin and capsiate, supplemented to diets. Proc Japan Acad 2003 ; 79B ; 207-212.
8) Kawada T., Suzuki T., Takahashi M., Iwai K.: Gastrointestinal absorption and metabolism of capsaicin and dihydrocapsaicin in rats. Toxicol Appl Pharmacol 1984 ; 72 ; 449-456.
9) Watanabe T., Kawada T., Kurosawa M. et al.: Adrenal sympathetic efferent nerve and catecholamine secretion excitation caused by capsaicin in rats. Am J Physiol 1988 ; 255 ; E23-27.
10) Kawada T., Hagihara K., Iwai K.: Effects of capsaicin on lipid metabolism in rats fed a high fat diet. J Nutr 1986 ; 116 ; 1272-1278.
11) Kawada T., Sakabe S., Aoki N. et al.: Intake of sweeteners and pungent ingredients increases the thermogenin content in brown adipose tissue of rat. J Agric Food Chem 1991 ; 39 ; 651-654.
12) Ohnuki K., Haramizu S., Watanabe T. et al.: CH-19 Sweet, nonpungent cultivar of red pepper, increased body temperature in mice with vanilloid receptors stimulation by capsiate. J Nutr Sci Vitaminol 2001 ; 47 ; 295-298.
13) Watanabe T., Kawada T., Iwai K.: Effect of capsaicin pretreatment on capsaicin-induced catecholamine secretion from the adrenal medulla in rats. Proc Soc Exp Biol Med 1988 ; 187 ; 370-374.
14) Watanabe T., Sakurada N., Kobata K.: Capsaicin-, resiniferatoxin-, and olvanil-induced adrenaline secretions in rats via the vanilloid receptor. Biosci Biotechnol Biochem 2001 ; 65 ; 2443-2447.

15) Morita A., Iwasaki Y., Kobata K., et al. : Lipophilicity of capsaicinoids and capsinoids influences the multiple activation process of rat TRPV 1. *Life Sci* 2006 ; 79 ; 2303-2310.
16) Grynkiewicz G., Poenie M., Tsien R.Y. : A new generation of Ca^{2+} indicators with greatly improved fluorescence properties. *J Biol Chem* 1985; 260; 3440-3450.
17) 岡田泰伸編：新パッチクランプ実験技術法．吉岡書店，2001．
18) Kobata K., Iwasawa T., Iwasaki Y. et al. : Capsaicinol : synthesis by allylic oxidation and its effect on TRPV 1 −expressing cells and adrenaline secretion in rats. *Biosci Biotechol Biochem* 2006 ; 70 ; 1904-1912.
19) Szolcsanyi J., Jancso-Gabor A. : Sensory effects of capsaicin congeners. *Arzneim-Forsch (Drug Res)* 1975 ; 25 ; 1877−1881.
20) Iida T., Moriyama T., Kobata K. et al. : TRPV 1 activation and induction of nociceptive response by a non-pungent capsaicin-like compound, capsiate. *Neuropharmacology*. 2003 ; 44 ; 958-967. Jun ; 44(7) : 958-67.
21) Calixto J.B., Kassuya C.A., Andre E. et al. : Contribution of natural products to the discovery of the transient receptor potential (TRP) channels family and their functions. *Pharmacol Ther* 2005 ; 106 ; 179-208.
22) 矢澤進，末留昇，岡本佳奈ほか：'CH−19甘'を片親としたトウガラシ(*Capsicum annuum* L.) の雑種におけるカプサイシノイドならびにカプサイシノイド様物質の含量．園芸学会雑誌 1989 ; 58 ; 601-607.
23) Kobata K., Todo T., Yazawa S. et al. : Novel capsaicin-like substances, capsiate and dihydrocapsiate, from the fruits of a nonpungent cultivar, CH-19 Sweet, of pepper (*Capsicum annuum* L.). *J Agric Food Chem* 1998 ; 46 ; 1695-1697.
24) Masuda T., Kikuzaki H., Tachibana Y. et al. : Synthesis of capsaicinol [1]. *Chem Express* 1990 ; 5 ; 369-372.
25) Sugai E., Morimitsu Y., Iwasaki Y. et al. : Pungent qualities of sanshool-related compounds evaluated by a sensory test and activation of rat TRPV 1. *Biosci Biotechnol Biochem* 2005 ; 69 ; 1951-1957.
26) Iwasaki Y., Morita A, Iwasawa T. et al. : A nonpungent component of steamed ginger-[10]-shogaol-increased adrenaline secretion via the activation of TRPV 1. *Nutr Neurosci* 2006 ; 9 ; 169-178.
27) Govindarajan V.S. : Ginger − chemistry, technology, and quality evaluation : part 2. *CRC Crit Rev Food Sci Nutr* 1982 ; 17 ; 189-258 (p.234, Table 50).

第2編
組織,動物個体レベルの実験モデルと評価法

第4章
視覚に関連する食品因子の検討－眼組織を用いた評価法－
松本　均

第5章
食品成分と脳機能の行動評価法
横越　英彦

第4章 視覚に関連する食品因子の検討
―眼組織を用いた評価法―

松 本　均*

1. はじめに

　1990年代に入ると，VDT (visual display terminals) の急激な普及が加わり，視覚機能は高齢者のみならず，世代を超えた関心事になってきている。1999年末に全米栄養評議会 (CRN) は21世紀に向けた食生活指針について，アメリカ農務省のフード・ピラミッドに対応した「ダイエタリーサプリメント・ピラミッド」を提示している。そのピラミッドは底辺からビタミン類，ミネラル類，抗酸化物質類，特別補給材 (special needs) の4分野から構成され，特別補給材には眼，心臓，関節，更年期，スポーツの5項目が挙げられている。しかし，眼という超精密・超高速な情報伝達組織が対象であることに加えて，視覚という感覚を科学的かつ定量的に評価することの難しさもあり，期待に見合う効果を100%示す食事成分の確定には到達していないのが現状である。

　そこで，本章ではこれまでに判明している視覚に関連する食品因子について概説し，同時に我々の研究成果であるカシスアントシアニン (BCA) の視覚機能に関連する研究について報告する。

2. 眼の構造と視覚のメカニズム

　眼は光を受容・信号化するために高度に特殊化した複合組織からなる器官で，光エネルギーの質・量的な差異を超高速かつ超精密に神経の活動電位に変

---
*明治製菓㈱ 食料健康総合研究所

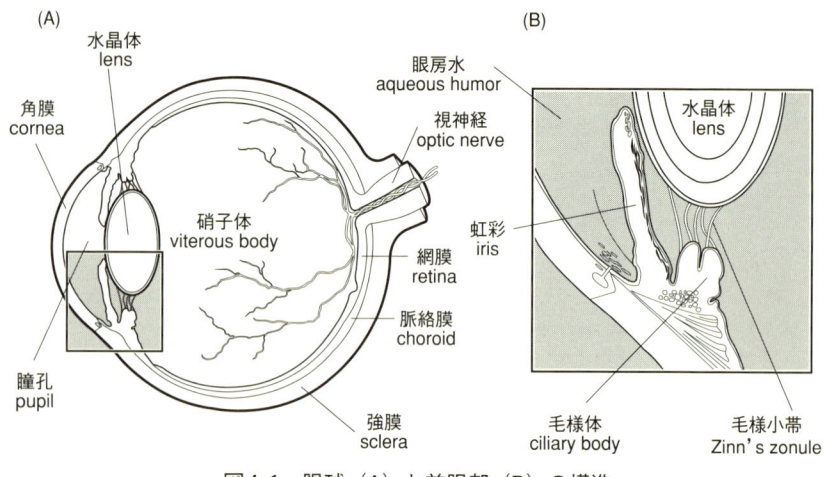

図4-1 眼球（A）と前眼部（B）の構造

換する．図4-1に眼球と前眼部の構造を示すが，視覚は以下のような流れにより感じる．眼が光を感受すると，①瞳孔径（網膜虹彩部）を変化させて光量を調節し，②水晶体での屈折を毛様体が細かく調節して，網膜上にはっきりと像を結ばせ，③その像を網膜は受容・検出・信号化する．信号は視神経を通り，脳に伝わって視覚として認識される．

（1）眼（眼球）の構造

眼（眼球）は基本的に3層「外層の角膜・強膜層，中層のぶどう膜（血管層），内層の網膜（神経層）」から構成されており，以下に図4-1を参照しながらその特徴と役割を述べる．

1）外層の角膜・強膜層

強靱な繊維性かつ弾性の被嚢で眼を支持している．前方1/6が透明な角膜（cornea）で，強膜より曲率半径が小さい．眼の中での主たる屈折媒質が角膜であり，像は角膜でほぼ網膜上に焦点が合わされる．

2）中層のぶどう膜

血管に富む層で，脈絡膜，毛様体（ciliary body），虹彩（iris）の3部からな

る。脈絡膜は眼の後方5/6部分では強膜と網膜の間にあって網膜に栄養を与える役を担い、前方ではぶどう膜が肥厚した毛様体に合体している。毛様体は水晶体（lens）の赤道部を取り囲み、毛様小帯（Zinn's zonule）を介して水晶体に結合している。水晶体は透明な両凸レンズ形で、その形を変えることによって角膜で作った像を網膜上で細かく焦点を合わせる。毛様体には平滑筋があり、その緊張度が毛様小帯を介して水晶体の形を変える。虹彩は毛様体から伸びる隔膜で、水晶体の前面の外周をおおっている。虹彩は色素を豊富にもち、網膜に入射する光量を調節する"絞り"の役をし、虹彩の開口部を瞳孔（pupil）という。角膜と水晶体との間の眼房には水様の房水（aqueous humor）が入っており、毛様体から分泌されている。この液は血管を欠く角膜と水晶体に栄養を与えるとともに、角膜からの光を屈折させない光学的媒質の役割を担っており、かつ房水の圧が角膜の形状を保つ。水晶体の後部は硝子体（vitreous body）があり、透明なゼラチン状の硝子体液で水晶体と網膜を内側から支えるとともに、水晶体からの光を屈折させない光学的媒質を形成している。

3） 内層の網膜（retina）

網膜は光感受性で、眼球後部の大部分を内側から裏打ちし、毛様体後方まで伸びている。図4-2に示すように、視軸は中心窩という網膜のくぼみを通る。中心窩は黄斑（macula lutea）という黄斑部で囲まれており、視機能が最も鋭敏な場所である。網膜からの求心性神経繊維の軸索が収斂して視神経乳頭（optic papillaまたはoptic disk）となり、視神経（optic nerve）を形成して眼球外に出る。視神経乳頭は光受容細胞を欠いているので盲点となる。

（2）視覚のメカニズム

網膜上で結ばれた光の像は、網膜を構成する細胞で受容・検出・増幅・信号化される。この情報処理を担当する網膜は多様な機能を有する高度に分化した組織であり、構成する細胞成分も高度に分化している。

1） 網膜細胞層

厚さ約0.25mmの薄膜で、図4-2に示されるように、視細胞をはじめとする

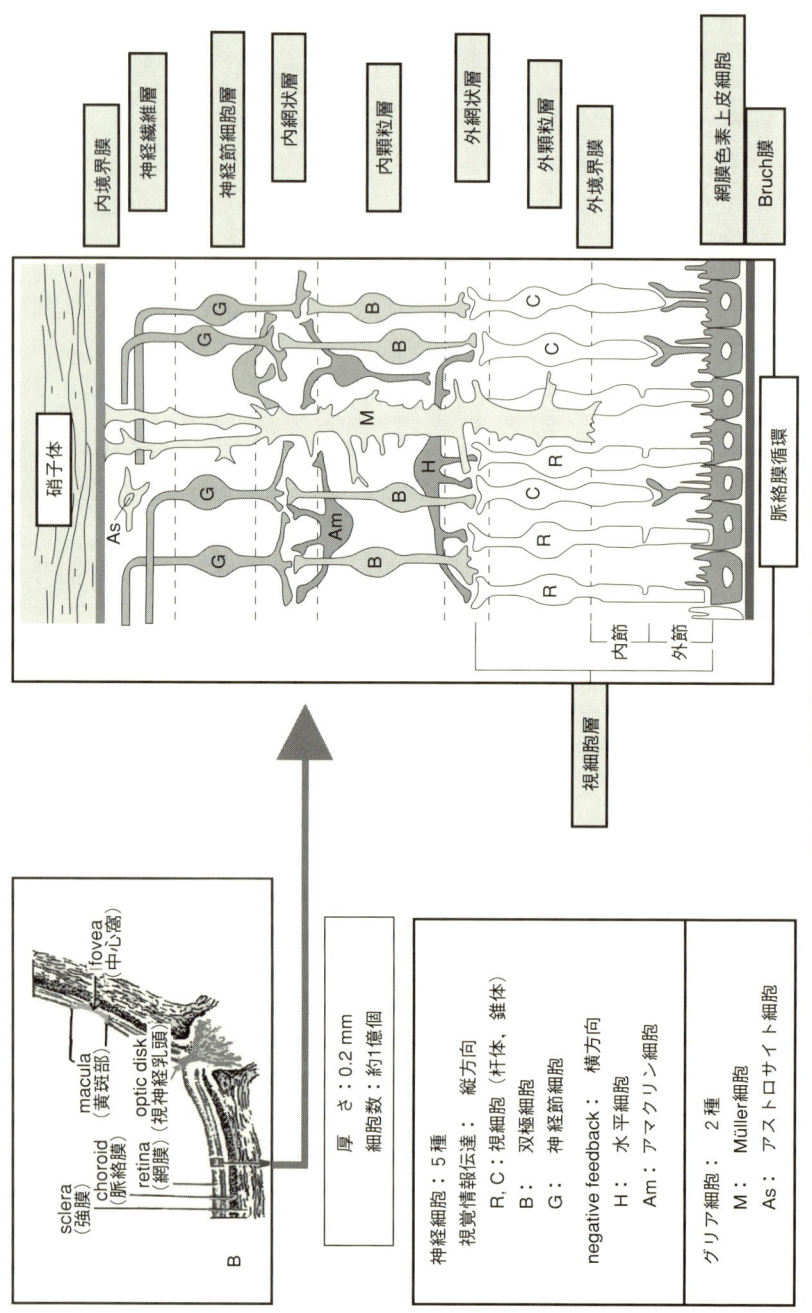

内境界膜
神経線維層
神経節細胞層
内網状層
内顆粒層
外網状層
外顆粒層
外境界膜
網膜色素上皮細胞
Bruch膜

硝子体

脈絡膜循環

視細胞層
内節
外節

図4-2 網膜細胞層の構造とその機能[1]

sclera（強膜）
choroid（脈絡膜）
retina（網膜）
macula（黄斑部）
optic disk（視神経乳頭）
fovea（中心窩）

厚さ：0.2 mm
細胞数：約1億個

神経細胞：5種
視覚情報伝達：縦方向
　R, C：視細胞（杆体，錐体）
　B：双極細胞
　G：神経節細胞
negative feedback：横方向
　H：水平細胞
　Am：アマクリン細胞
グリア細胞：2種
　M：Müller細胞
　As：アストロサイト細胞

5種の神経細胞，グリアである2種の細胞，および網膜色素細胞から構成されている。神経細胞は，光の入射する硝子体の側から順に神経節細胞(G)，アマクリン細胞(Am)，双極細胞(B)，水平細胞(H)，杆体(R, rod)および錐体(C, cone)の2種からなる視細胞が並んでいる。信号の流れはこれと反対で，視細胞→双極細胞→神経節細胞の順になる。水平細胞とアマクリン細胞は主に横方向の信号の伝達を行う。視細胞には暗順応状態で働く杆体（全体で1億個以上）と，明順応状態で働く錐体（600万以上）とがある。辺縁部には杆体が多く分布している一方，錐体は黄斑およびその周囲部に特に密に存在し，かつ視神経細胞とほとんど1対1の連絡を作って視識別機能を高めている。網膜内のシナプスでは膜電位の電位レベルが緩電位としてそのままシナプス後の細胞へ伝えられる。視細胞の膜電位はその細胞が吸収する光エネルギーの絶対値で決まる。

　Muller細胞(M)やアストロサイト細胞(As)はグリア細胞に属し，従来は神経系や血管系の単なる支持組織と考えられていた。しかし，最近ではサイトカインの分泌も含めて神経系の機能に積極的に関わっている事象が見出されてきており，その機能解明も進んできている。網膜色素細胞(RPE)は視細胞と脈絡膜の間に位置し，両者間における種々の代謝物質輸送に関与するのをはじめとして，視細胞外節の貪食，ビタミンAの代謝，ムコ多糖やメラトニンの合成等のさまざまな代謝機能を果たしている。

2）視細胞の構造と機能

　図4-3に示されるように，視細胞杆体は細長い細胞で，内節(inner segment)および外節(outer segment)からなり，両者は細い結合繊毛でつながっている。内節は著明なゴルジ装置と多数の糸粒体を含む。外節は円柱状で扁平な膜性円板の集積を含み，視物質ロドプシン(rhodopsin)をもつ。円板は杆体先端から連続的に脱落し，色素上皮細胞によって貪食されるが，他方で内節から連続的に円板が補充される。錐体も基本的には杆体と同じ構造ではあるが，細部で若干異なる。外節長円錐状で杆体の約2/3長であり，同様の膜性円板を含むが，その円板膜は一部で細胞膜と連続している点で杆体とは異なる。錐体の先端は色素上皮細胞の突起に包まれ，杆体円板と同様に脱落する。錐体光受容体は杆体

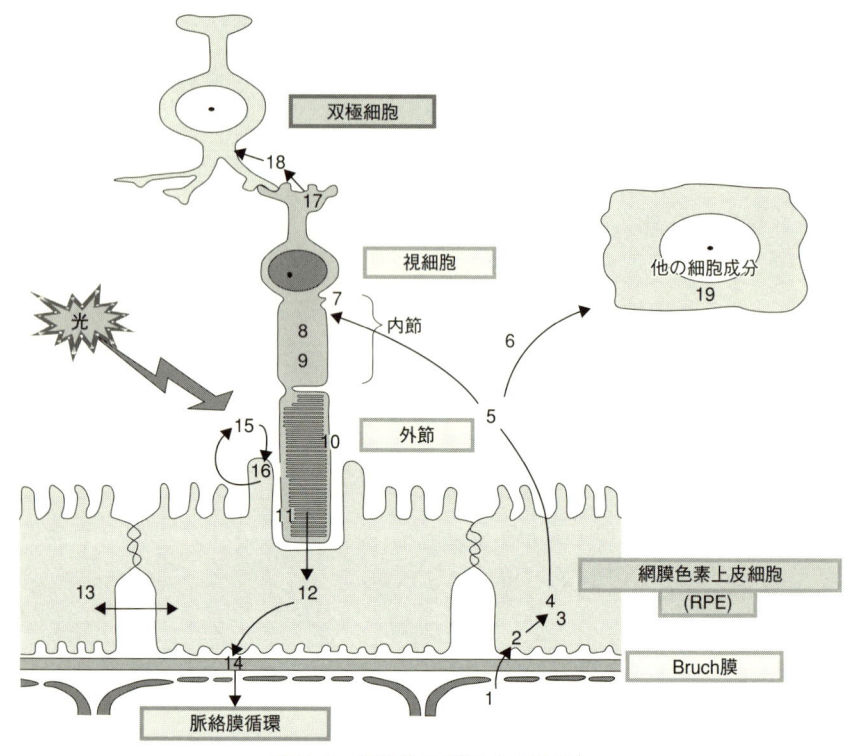

図4-3 視細胞の関連する機能[2)]

1：取り込み，物質輸送，2：網膜色素上皮細胞上の受容体，3：RPEの細胞内代謝，4：RPE上皮を介しての物質輸送，5：RPEから視細胞へ物質輸送，6：RPEから視細胞以外への輸送，7：視細胞の細胞膜上の受容体，8：視細胞内の代謝，9：外節円板の産生，10：外節円板，11：RPEの貪食機能，12：RPEの水解酵素機能，13：RPE間の側方輸送，交換，14：排泄，物質輸送，15：光トランスダクション，16：視サイクル，17：情報伝達物質(Glu)の放出，18：Glu受容体(mGluR6)機能，19：他の網膜細胞機能

よりも不安定かつ複雑であるが，錐体にはロドプシンに類似し，かつ青，緑，赤の光に感受性の視物質が含まれており，光信号の変換はおそらく杆体と類似した機構と考えられている。

（3）光信号の受容・変換・伝達機構

視細胞における光受容体とGたんぱく質の構造・機能の解析は分子レベル

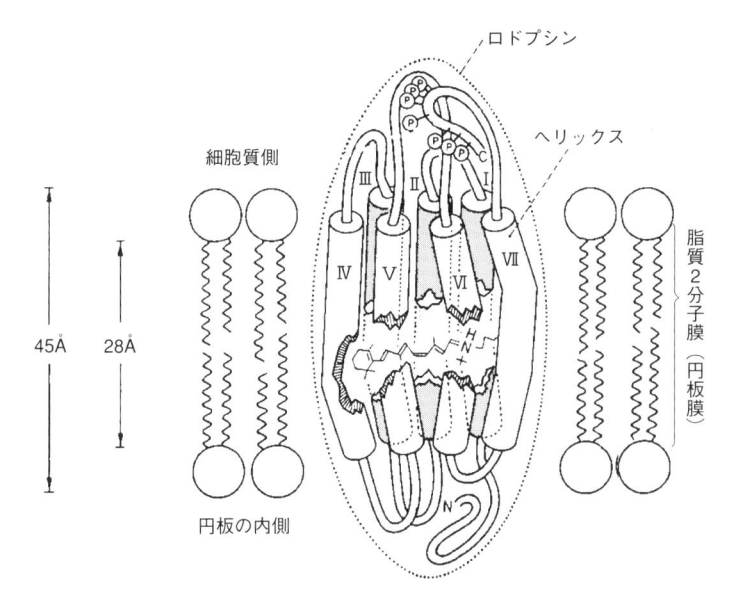

第 4 章　視覚に関連する食品因子の検討―眼組織を用いた評価法―　77

図4-4　視細胞杆体　外節円板上のロドプシン[3]

で急速に進展している[4,5,6]。図4-3を参照して概略を示すと，光信号は視細胞外節のロドプシン（視物質）と作用して円板膜内の分子形態変化を起こして，活動電位が生じる（光トランスダクション）。ついで，この電位が樹状突起と軸索に沿って内方に伝わり，双極細胞に伝達されていく。視細胞にはこの変換・伝達機能に加えて，連続して入射してくる光信号を受容するために，視興奮を速やかに停止させ視物質を再生させる機能(視サイクル，ビタミン A 代謝)もある。以下に，視細胞杆体における視物質，光トランスダクションと視サイクルについて詳述する。

1）視　物　質

杆体の視物質・ロドプシンは，発色団の11-*cis*-レチナールとたんぱく質のオプシンとで形成されて，杆体外節円板膜中に存在している。図4-4にウシ・ロドプシンの例[3]を示すが，N 末端は円板内に，C 末端は円板間の細胞質の中に突出している。ウシ・オプシンはアミノ酸348個単一たんぱく（分子量39000）で，非極性アミノ酸を多く含んでおり，ロドプシンが水に不溶性の膜たんぱく

質であることと一致する。その立体構造は21〜28個アミノ酸からなる7本のα-ヘリックスで構成されており，ヘリックス部分は脂質2分子膜を横切っている。

発色団である11-*cis*-レチナール（$C_{19}H_{27}CHO$）は，脂質2分子膜（ヘリックスVII）のほぼ中央に位置している296番目のリジンのε-アミノ酸（R–NH$_2$）とシッフ塩基を形成して結合し，かつプロトン化（$C_{19}H_{27}CH=NH^+–R$）されている。このプロトン供与体は，オプシンの83番目のアスパラギン酸残基か，122番目または134番目のグルタミン酸残基のいずれかであろうと考えられており，さらにはレチナールのβ-イオノン環部もオプシン疎水性領域と疎水結合している。一般に光感受性（S）は照射光の波長（λ）における分子吸光係数（ελ）と量子収率（φλ）の積に比例するが，ロドプシンの値は両方ともに11-*cis*-レチナールよりも大きくなる。このことは，ロドプシンがその発色団単独に比べて，高い光感受性をもっていることを意味している。

2）光トランスダクション

光信号の伝達に関与するたんぱく質とその酵素カスケード[2]の概要は図4-5に示される。光は杆体外節円板膜上で，①視物質ロドプシンにより受容（rhodopsin → methorhodopsin II；発色団の化学変化は11-*cis*-レチナール → all *trans*-レチナール）された信号は，②トランスデューシンのGたんぱく質を活性化（TβγTα → TαGTP）して，1分子のmethorhodopsin II当たり500分子のGたんぱく分子を増幅し，次いでTαGTPは③cGMPホスホジエステラーゼを不活性型から活性型への活性化（PDEαβγ → PDEαβ）して，信号をさらに増幅（1分子のmethorhodopsin II当たり，1秒以内に$2.5×10^6$個のcGMPを分解する活性に）[4]させる。活性化されたPDEαβは，④細胞性質膜内cGMP濃度を減少させて，c-GMP濃度と連動するcGMP gated ion channelを閉じる。この一連のプロセスを経ることにより視細胞は過分極し，視細胞からの神経伝達物質であるグルタミン酸の放出が減少する。このように，光信号は最終的にグルタミン酸減少量のシグナルに変換されて，双極細胞に伝達される（視細胞杆体は暗黒化で脱分極しており，グルタミン酸を放出することにより双極細胞に信号を伝えて

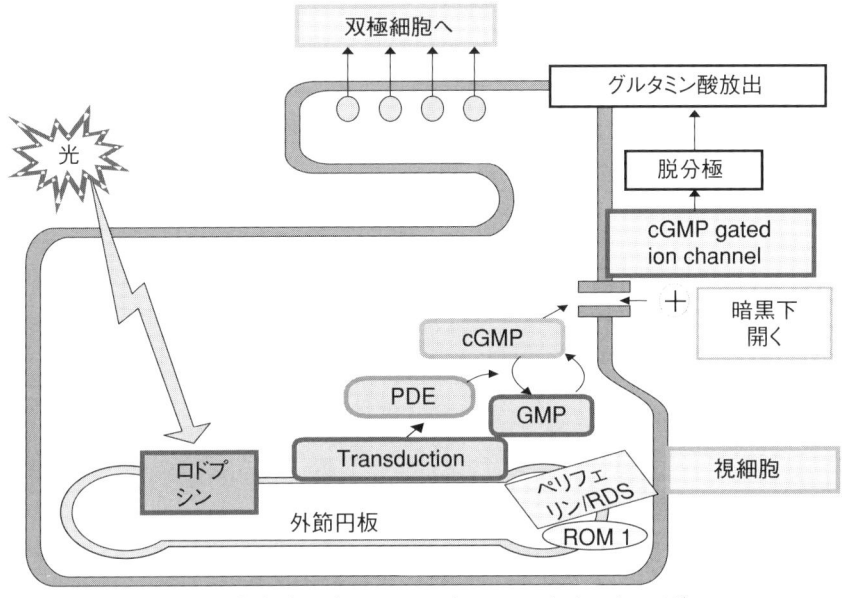

図4-5 視細胞の光トランスダクションとカスケード[2]

受光：→cGMP↓→channel（閉）→脱分極→GluA↓
暗黒：→cGMP↑→channel（開）→過分極→GluA↑

いる）。

3）視サイクル

　光の受容によって起こるロドプシンの化学変化と，その再生の循環過程が視サイクルであり，膨大な光信号の受容に高速対応している。網膜の色素上皮細胞と視細胞外節がこの機能を行い，両細胞間を視物質が代謝循環するシステムが図4-6に示される。ビタミンAやカロテノイドを前駆体とする血液中の全トランス型レチノールは，その結合たんぱく質(RBP)により色素上皮細胞に取り込まれて，視サイクルに供給される。視サイクルに入った全トランス型レチノールは化学変化しながら，それぞれの結合たんぱく質と結合して色素上皮細胞と視細胞外節とを循環する。このプロセス中の視細胞外節円板上では，オプシンと結合してロドプシンの発色団として光信号を受容する機能を果たすと即座に，再生のためにそのエネルギーを伝達・放電・循環を行っているのが視サイ

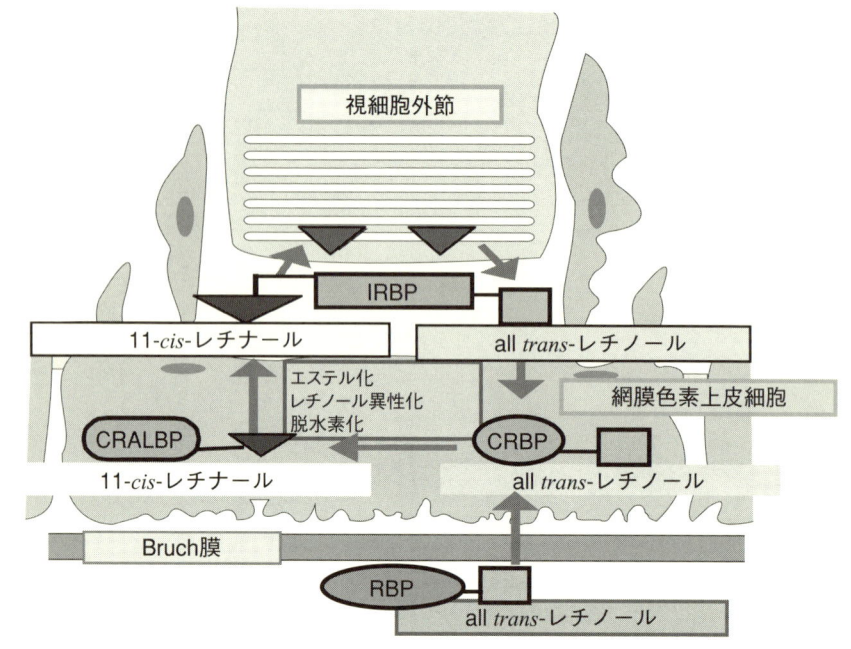

図4-6 視サイクル（視物質の運搬・代謝・再生）[7]
IRBP：視細胞間レチノイド結合たんぱく質，CPBP：細胞内レチノール結合たんぱく質，CRALBP：細胞内レチナール結合たんぱく質，RBP：レチノール結合たんぱく質

クルである。この循環は9種類のレチノイドの化学変化を10^{-2}〜10^{-4}秒サイクルの高速で行うとされる。

3. 食品成分の摂取によりリスク軽減できる視覚機能

最近アメリカでは食品成分と視覚機能に関連する研究が進展中である。特に，老年性も含めた黄斑変性疾患の対策が特に急がれているが，その発症率と食事経歴・内容との関連性についての科学的な研究が進められてきた。この研究が牽引役となり，視覚機能を食事で予防・維持することに関心が高まっている。

図4-7に視覚機能を維持する食事成分と特性（外枠）と網膜内の活性成分と作用（内枠）を引用した[8]。本図は，アメリカにおいて急増が危惧されている

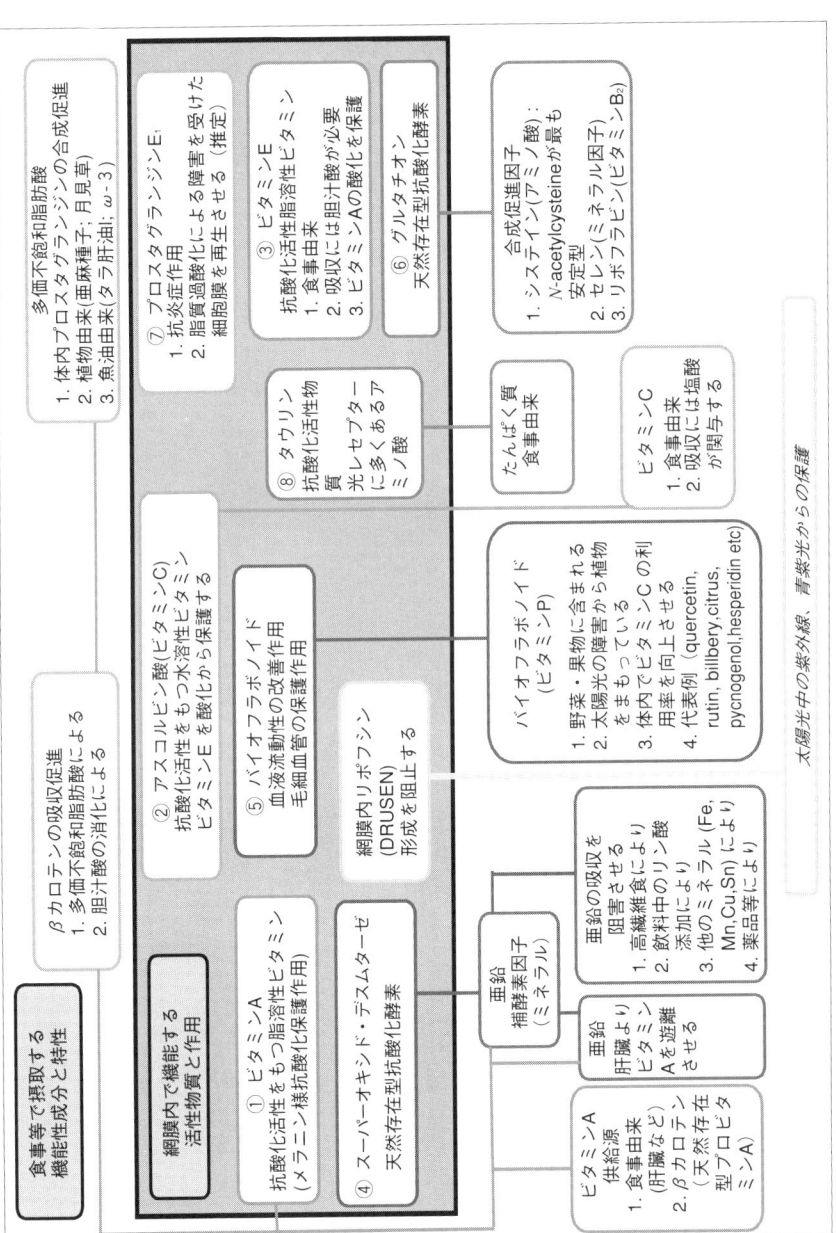

第4章 視覚に関連する食品因子の検討—眼組織を用いた評価法— 81

図4-7 視機能低下（網膜変性）のリスクを軽減させる8種の因子と補給に関連する食物成分[8]

黄斑変性疾患症（aged-related macular degeneration；ARMD）の対策を中心としたものであるが，視覚全般に共通するのでこの図に沿って説明する。網膜内で視覚機能に関与するとされる活性成分は，図の内枠内に示されている①〜⑧の8成分に分類されている。

（1）視サイクル（ビタミンA代謝）機能の維持

古くから知られているビタミンA類含有食品の摂取効果で，欠乏すると暗がりでものが見えにくくなる，いわゆる夜盲症になる。これは，上記のように視細胞発色団のレチナールの供給源がビタミンA・カロテノイドであることによる。

（2）抗酸化機能の維持

各種細胞に適した抗酸化剤（ビタミンA・カロテノイド，ビタミンC，ビタミンE，ミネラル類（Zn, Cu, Mn），バイオフラボノイド（アントシアニンを含む），グルタチオンおよびその前駆体（システイン））の食品としての摂取が有効とされている。眼球はきわめて特殊な無血管栄養組織で構成される中間透過体（角膜，水晶体，硝子体）をもち，紫外線を含む光は外界からその中を透過する。したがって，眼は紫外線や酸素から各組織を安全にまもる強力な防衛機能を備えており，光が網膜に達する前に紫外線を完全に吸収する機能をもっている。その一つの機能として，生体中の水溶性抗酸化物質であるグルタチオン（GSH）濃度は，水晶体が肝臓と並んで一番高くなっている。また，GSH製剤が白内障や角膜炎，角膜潰瘍の治療に，SODの静脈投与がぶどう膜炎に臨床応用もされている。このように，眼科領域の疾患の発現や進展に活性酸素毒性が深く関与している現象がはっきりしてきており，各種抗酸化剤による疾患の改善や予防，リスク軽減に関する研究は数多い[9]。

（3）その他の機能

プロスタグランジン系物質のPGE2，PGF2αは瞳孔収縮作用をもち，ぶどう

膜炎や手術などの炎症，血液−房水関門，血液網膜関門との関係，眼圧に対する作用などの関係が研究されてきている[10]。亜麻種子，月見草からの植物油やω３の魚油などの多価不飽和脂肪酸の摂取により生体内のプロスタグランジン合成促進が期待できる。タウリンは視細胞に多く分布するアミノ酸で，タウリン欠乏食ネコは光受容とは関係なく網膜変性が発症する[11]。

４．カシスアントシアニンの体内動態と眼組織内分布

（１）カシスアントシアニンとは

カシス（英名は，black currant）はユキノシタ科，フサスグリ亜種に分類される落葉低木性の植物で，６～８月に液果をつける。カシスには図4-8に示すようにdelphinidin-3-glucoside(D3G), delphinidin-3-rutinoside(D3R), cyanidin-3-glucoside(C3G)，およびcyanidin-3-rutinoside(C3R)の４種アントシアニン（AC）成分が含まれる。カシスのAC成分は，アグリコンとしてdelphinidinが60%以上，配糖体としてルチノシドが80%以上の比率で含まれるという特徴をもつ。我々は，荷電型逆浸透膜を用いることにより，カシス濃縮果汁（AC含量0.6%）からこの４種のAC成分をflavynium chloride型結晶として結晶化，精製することに成功した[12]。この結晶を標準物質として利用することによりAC

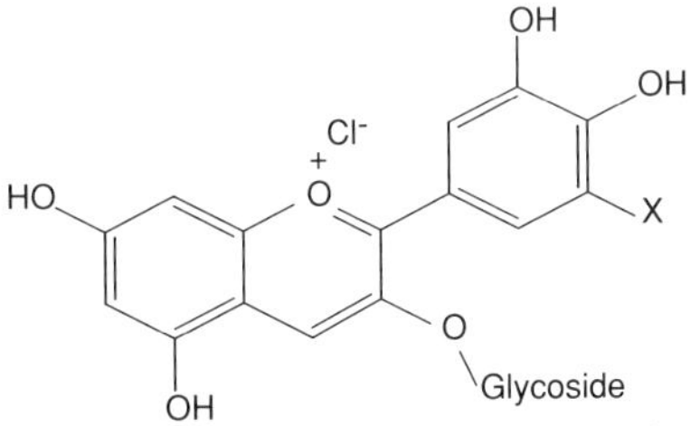

delphinidin-3-glucoside (D3G), X=OH
delphinidin-3-rutinoside (D3R), X=OH
cyanidin-3-glucoside (C3G), X=H
cyanidin-3-rutinoside (C3R), X=H

図4-8　カシスアントシアニンの構造

を定量的に分析することが可能となり，ACの生理機能の評価が可能となった。

　ACの視機能への効果は，ブルーベリーで有名であり，「ブルーベリージャムを食べると薄明かりの中でもよく見える」というイギリス人パイロットの話に代表される効果である。実際に，1960年代のフランスでの試験を皮切りに，ヒトについてのいくつかの検討が行われているが，その作用機作等は明確ではなかった。これは，ブルーベリーに含まれるACが15種類以上と多種にわたっているため，精製が困難でACの機能性研究が困難であったためと考えられる。そこで，我々は，カシスのACに注目して，視機能への効果の検証を目的とし，まず体内動態と眼組織内分布について検討した。

（2） BCAの体内動態

　ACの生体内動態に関する研究としては，グルコシド配糖体についての報告[13]がある。C3Gをラットに経口投与（404mg/kg体重）させた場合，血液および臓器（胃，十二指腸，肝，腎）中で検出される主要成分はB環部分を含む代謝物のプロトカテキュ酸（2.6µM）であり，また肝臓からは3′位がメチル化されたC3Gが検出されている。またイチゴのAC成分であるpelargonidin-glucosideは，尿中でグルクロン酸および硫酸包合体として検出されている[14]。しかし，カシスのACの約80％を占めるルチノシド類の体内動態はこれらのACとは異なり，D3R，C3Rをラットにそれぞれ経口投与（800µM/kg体重）した場合[15]，グルクロン酸包合体，硫酸包合体，メチル化体などは検出されず，未変化体のD3R，C3Rのみが検出された。一方，BCAを経口投与したヒト摂取試験（BCA 33mg/kg体重，ACとして6.24µM/kg体重）でも同様に，ルチノシド類のグルクロン酸包合体，硫酸包合体，メチル化体などは検出されなかった[15]。この試験における血中のAC濃度と尿中のAC量の変化を図4-9に示した。ACは，速やかに吸収され，血中における濃度は1〜2時間で極大に達した。このように，ルチノシド類はグルコシド類と比較して血中滞留時間が長く尿中への排泄が遅くなる傾向を認めた。以上のことからルチノシド類は吸収された後も代謝されにくく，グルコシド類よりも長時間有効成分として機能すると考えられた。

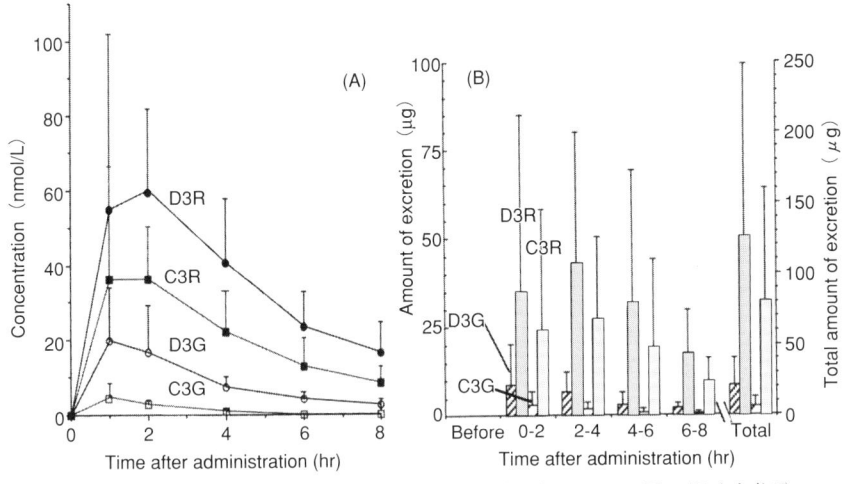

図4-9 カシス経口摂取後のヒト血漿中および尿中への AC 量の経時変化[15]
（平均値±SD）．(A)：血漿中の AC 濃度（nmol/L），(B)：尿中の AC 回収量（μg）

(3) BCA の眼組織内の分布

AC の眼組織への分布について，BCA のラット，ウサギへ経口投与，腹腔内投与，静脈内投与し眼球中の分布を評価した。ラットの経口投与，腹腔内投与で，BCA は全眼と血漿中で未変化体で確認された。特に表4-1に示したように腹腔内投与では，全眼およびいくつかの眼組織での BCA 濃度が血漿中濃度を数倍～100倍上回った。これは，眼組織に残留した血液によるものでなく，組織に移行し，眼の特定の部位に BCA が蓄積されることを確認できたといえる。また，ウサギ静脈内投与でも，血中といくつかの眼組織（房水，角膜，脈絡膜，強膜，毛様体，虹彩，網膜）に BCA が存在することが確認された。少量の BCA が水晶体，硝子体にも確認できた。以上のことから，BCA は，未変化体で吸収され眼組織に移行し，さらに未変化体の BCA は，ラットおよびウサギの血液房水関門，血液網膜関門を通過することが示唆された[16]。

表4-1 ラット腹腔内投与1時間後（AC108mg/kg）とウサギ静脈注射（AC4.32mg/kg）30分後の眼組織中のACの分布[16]

眼組織	ラット腹腔内投与		ウサギ静脈注射	
	AC濃度 (μg/g 組織重量)	存在率 (%)	AC濃度 (μg/g 組織重量)	存在率 (%)
房水	6.72	0.88	1.19±0.21	10.54
角膜	20.62	3.67	0.55±0.05	4.89
強膜	245.04	89.09	3.02±0.09	26.73
脈絡膜			3.00±0.06	26.57
毛様体	12.93	1.39	2.04±0.28	18.07
虹彩			1.11±0.08	9.81
網膜	6.89	4.76	0.27±0.02	2.41
硝子体	0.60	0.14	0.11±0.02	0.98
水晶体	0.36	0.06	0.00±0.00	0.00
血漿*	2.30±0.76		12.42±1.25	

（平均±SE，ラット5匹，ウサギ3匹）
＊：μg/mL

5．ACの毛様体平滑筋の弛緩反応

（1）毛様体平滑筋の機能

毛様体平滑筋は，その収縮弛緩作用により水晶体の屈折率を変え，遠近調節に大きな役割を担っている。また，毛様体上皮は房水を産生する場としても重要である。BCAの経口摂取は，VDT作業負荷による一時的な屈折値低下を抑制する[17,18]が，作用機序は不明である。

眼の遠近調節は，毛様体平滑筋の収縮・弛緩による水晶体屈折率の変化に依存するので，本研究では，カシスの主要AC成分，D3Rによるウシ毛様体平滑筋弛緩作用機序を薬理学的に解析した[19]。

（2）D3Rによる毛様体平滑筋弛緩作用

D3RとC3Rならびに2種のflavonoids, myricetin-3-rutinoside (M3R) とquer-

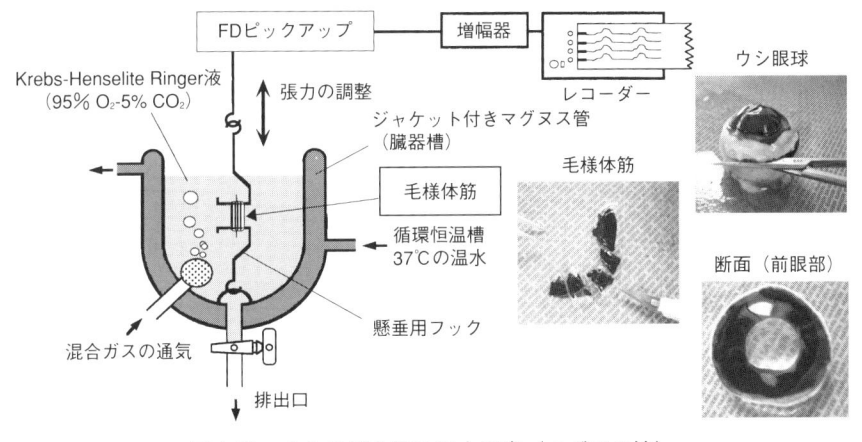

第4章　視覚に関連する食品因子の検討—眼組織を用いた評価法—　　87

図4-10　ウシ毛様体筋の張力測定（マグヌス法）

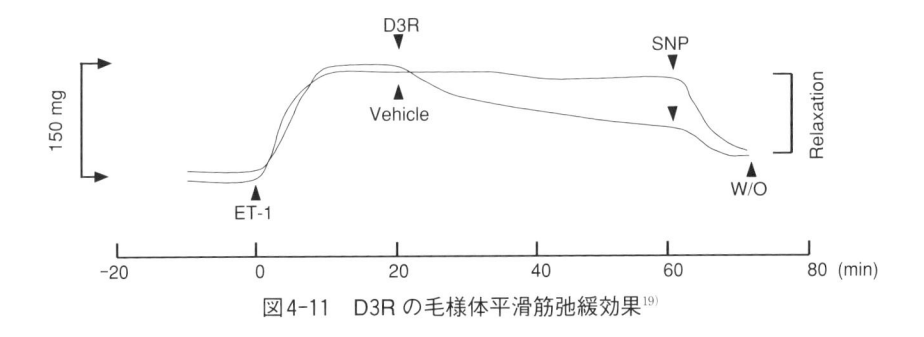

図4-11　D3Rの毛様体平滑筋弛緩効果[19]

cetin-3-rutinoside(Q3R)を用いた。また，屠殺当日のウシ眼球を実験に供した。ウシ眼球より毛様体筋を摘出し，縦走方向が長軸となるように6×4mmの標本を作製した。標本の両端を絹糸で結紮し，PSS液の充満したマグヌス二重管内に懸垂した。張力transducer(FDピックアップ，日本光電社製)を介して等尺性張力変化を記録した（図4-10）。Endothelin(ET)-1（10^{-8}M）誘発収縮下にD3R(3×10^{-5}M)を添加すると，緩徐で持続的な弛緩作用が観察された(図4-11)。また，ET-1(10^{-8}M)誘発収縮に及ぼす4種のポリフェノール(D3R, C3R, M3RおよびQ3R)とBCAの抑制作用の有無について検討した結果を表4-2に示した。2種

表4-2 ウシ毛様体筋におけるET-1(10^{-8}M)による収縮に対するカシス由来ポリフェノールの弛緩作用の比較

Treatment	Concentration (M)	n	Relative tension (KCl=100%) (Mean±SE)
H_2O (vehicle)	—	16	79.78±3.61
D3R	10^{-4}	6	49.24±5.36**
C3R	10^{-4}	6	51.63±5.42**
M3R	10^{-4}	6	79.04±9.89
Q3R	10^{-4}	6	84.59±9.44
BCA	10^{-4}g/mL	10	65.55±3.74*

＊：Significant difference at $p<0.05$, ＊＊：Significant difference at $p<0.01$

のAC, C3R(10^{-4}M)とD3R(10^{-4}M)およびこれらを含むBCA(100μg/mL)では程度は異なるものの有意な抑制作用を示したが，2種のflavonoids, Q3R(10^{-4}M)とM3R(10^{-4}M)には抑制効果はなかった。

(3) 毛様体平滑筋弛緩機序の解析

D3Rの毛様体弛緩機序を明らかにするために，D3RのET-1収縮抑制を薬理学的に解析した(表4-3)。D3RによるET-1収縮抑制は，NOS阻害剤 N^G-nitro-L-arginine(NOARG), NO消去剤(carboxy-PTIO), guanylate cyclase 阻害剤(ODQ)ならびに選択的ETB受容体拮抗剤(BQ788)によって阻止された。NOARGによる阻止効果は，過剰量のL-arginine(L-Arg)によって消失した。これらの結果は，D3Rによる毛様体弛緩にはET$_B$受容体活性化ならびにNO産生亢進が関与することを示唆する。

この推測は，D3R(10^{-4}M)によるET-1(10^{-8}M)収縮抑制は毛様体組織内cGMP含量の増加を伴っており，また，D3Rによる収縮抑制とcGMP含量増加はともにNOS阻害剤，NOARG共存下に解除されるという事実(表4-4)により支持される。

一方，indomethacin, iberiotoxinならびにpropranololはいずれもD3RによるET-1収縮抑制に対して影響しなかった。したがって，アラキドン酸代謝系，Ca^{2+}-activated K channelならびにアドレナリン作動性・受容体はD3Rによる

表4-3 薬剤前処理後のウシ毛様体筋の ET-1 (10^{-8}M) による収縮量の比較[19]

Treatment	Concentration (M)	n	Contraction (%) (Average±SE)
control	—	21	54.9±3.3[a]
D3R	10^{-4}	21	42.2±3.2
D3R+NOARG	$10^{-4}+10^{-4}$	12	63.7±7.1[a]
D3R+NOARG+L-Arg	$10^{-4}+10^{-4}+10^{-4}$	12	42.7±4.2
Carboxy-PTIO	3×10^{-4}	10	54.4±2.1
D3R+Carboxy-PTIO	$10^{-4}+3\times10^{-4}$	10	55.2±3.2[a]
ODQ	10^{-4}	11	56.1±5.4
D3R+ODQ	$10^{-4}+10^{-4}$	11	58.5±5.5[a]
BQ788	10^{-7}	12	81.0±8.2
D3R+BQ788	$10^{-4}+10^{-7}$	12	73.4±9.6[a]
propranolol	10^{-4}	9	61.3±3.6
D3R+propranolol	$10^{-4}+10^{-4}$	8	48.7±3.4[b]
iberiotoxin	10^{-7}	12	64.6±3.0
D3R+iberiotoxin	$10^{-4}+10^{-7}$	12	45.7±4.8[c]
indomethacin	10^{-4}	12	70.3±5.3
D3R+indomethacin	$10^{-4}+10^{-4}$	12	52.4±5.2[d]

a: Significant difference at $p<0.05$ vs D3R treatment, b: Significant difference at $p<0.05$ vs propranolol treatment, c: Significant difference at $p<0.05$ vs iberiotoxin treatment, d: Significant difference at $p<0.05$ vs indomethacin treatment

表4-4 ET-1誘発収縮と cGMP 産生[19]

Treatment	Concentration(M)	n	Contraction (%) (Mean±SE)	cGMP levels (pmol/mg tissue) (Mean±SE)
Control (10^{-8}M ET-1)	—	12	40.7±3.5[a]	6.58±0.78[a]
+D3R	10^{-4}	12	28.2±3.5	9.39±0.96
+D3R+NOARG	$10^{-4}+10^{-4}$	12	38.2±3.5[a]	5.09±0.37[b]

a: Significant difference at $p<0.05$ vs D3R treatment, b: Significant difference at $p<0.01$ vs D3R treatment

毛様体弛緩に関与しないことが示唆された。

また表4-5に示すように，ET-1(10^{-8}M)誘発収縮はD3R(10^{-4}M)によって有意に抑制されるとともに，ミオシン軽鎖(MLC)リン酸化率の低下を伴っていた。D3Rによる収縮抑制と MLC リン酸化率の低下はともに NOS 阻害剤, NOARG 共存下に解除され，過剰L-Arg は NOARG 作用を消去した。さらに，毛様体筋

表4-5　ET-1誘発収縮とミオシン軽鎖のリン酸化率[19]

Treatment	Concentration(M)	n	Contraction(%) (Mean±SE)	Phosphorylated-ratio(%) (Mean±SE)
Control(10^{-8}M ET-1)	—	21	54.9±3.3[a]	47.2±13.1[a]
+D3R	10^{-4}	21	42.2±3.2	36.0±13.6
+D3R+NOARG	$10^{-4}+10^{-4}$	12	63.7±7.1[a]	50.1±4.2[a]
+D3R+NOARG+L-Arg	$10^{-4}+10^{-4}+10^{-4}$	12	42.7±4.2[b]	38.2±3.7[c]

a : Significant difference at $p<0.05$ vs D3R treatment, b : Significant difference at $p<0.05$ vs D3R+NOARG, c : Significant difference at $p<0.01$ vs D3R+NOARG

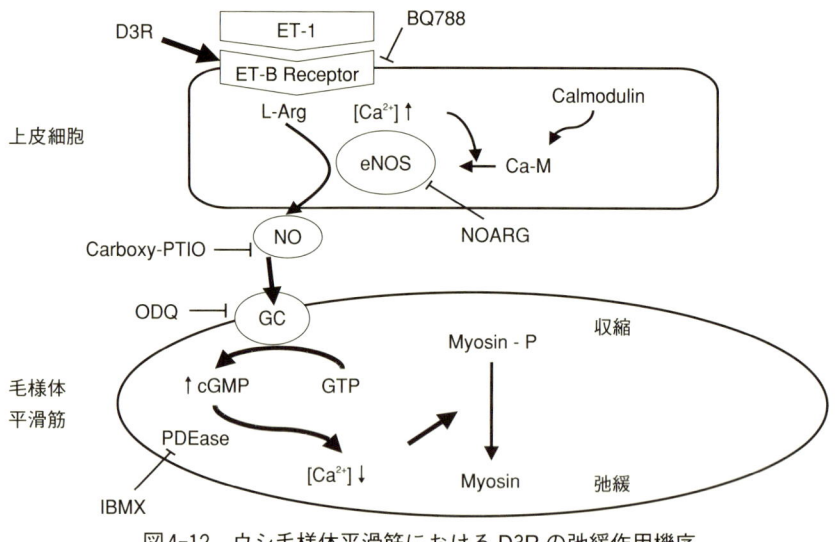

図4-12　ウシ毛様体平滑筋における D3R の弛緩作用機序

と毛様体上皮における ET 受容体の分布を調べるために, [^{125}I]-ET-1 を用いて受容体結合実験を行った. その結果, 両組織において ET_B 受容体の分布が優位であった.

以上のことから, 図4-12に示すように, ET-1誘発収縮下のウシ毛様体平滑筋における D3R の緩徐な弛緩作用は, 毛様体平滑筋および色素上皮細胞に優位に分布する ET_B 受容体の活性化と NO-cGMP 産生亢進, それに伴う MLC リン酸化率低下を介して惹起されることが示唆された.

6．ACのロドプシンの再生機構への関与

（1）ウサギ網膜への効果

　1960年代に光の情報伝達系に関与する網膜杆体の光受容たんぱく質であるロドプシンの再生に関与するACの効果が報告されている。すなわち，ウサギにACを経口投与して，経時的に屠殺し網膜中のロドプシン量の増加[20]を測定している。この結果からAC投与がロドプシンの再合成を促進する効果をもつと結論している。

（2）ヒトにおける暗順応改善効果

　薄暗がりの中でものが見えにくくなると，単に日常生活が不便になるのみならず，運転などでは重大な支障をきたすことになる。イギリス人パイロットの逸話の真偽はともかく，上記のようにACを投与するとロドプシンの再生が促進されると報告されているので，BCAについても暗順応に及ぼす作用を検討した[17]。

　具体的には健常人を用いたクロスオーバーのプラセボ二重盲検試験により，BCA経口摂取による暗順応改善効果を評価した。3水準間(12.5, 25, 50mgAC)の用量依存的な暗順応レベルの改善が観察され，50mg摂取においてプラセボに対し有意差が認められた（$n=12$, $p=0.011$）[17]。摂取前後の光覚閾値変化量の比較ではプラセボに対し単回摂取区（AC50mg）の有意な光覚感度低下の抑制作用が認められ（$n=15$, $p=0.001$），また14日連続摂取（AC50mg/day）試験においては最終摂取翌日における効果の持続性が確認された（$n=13$, $p=0.013$）。

　以上の結果，暗順応に対して，BCAが量依存的に改善作用を示すことが認められた。

(3) in vitro 試験によるロドプシン再生効果

2項に述べたようにロドプシンは，オプシンと11-cis-レチナールの結合により再生される。この再生機構のうちのいずれかがアントシアニンによって促進されることが予想された。そこで，オプシンに11-cis-レチナールを直接加え，ロドプシンの合成を直接測定し，「オプシンとレチナールの結合が AC によって促進される」可能性を検討した[21]。

1）11-cis-レチナールの調製

Knowles らの方法[22]に準じて調製した。すなわち，all-trans-レチナール（SIGMA 社製）をアセトニトリルに2mg/mL の濃度で溶解し，4℃で蛍光灯下で24時間以上照射し異性化を行った。9, 11, 13-cis-レチナールなどの異性体が産生するため，光異性化を防ぐため暗所で順相 HPLC で11-cis-レチナールの分画を実施した。

2）ロドプシン（オプシン）の調製

操作は絶対暗室で赤外線スコープ下で河村らの方法[23]を一部改変して行った。すなわち，暗所でカエルを十分に順応させた後，屠殺して眼球を摘出し網膜を K-gluconate Buffer（115mM K-gluconate, 2.5mM KCl, 2mM $MgCl_2$, 1mM DTT, 0.1mM $CaCl_2$, 0.2mM EGTA, 10mM HEPES, pH7.5）中できれいに剥離する。その網膜から刷毛を用いて，視細胞外節を剥離させ K-gluconate Buffer 中に懸濁して，ATP を最終濃度が0.4mM になるように加え，DTT が1mM になるように加えロドプシン溶液（ROS 溶液）とした。オプシンの調製は，ROS 溶液（1.2mL）に1/20量の1M NH_2OH を加え，氷冷下，白色光で十分に脱色し，4℃，30分間，48,000回転で超遠心しオプシンが結合した膜を沈殿させた。上清を廃棄し，K-gluconate Buffer 1mL でよく懸濁しオプシン結合膜を洗浄する。再度4℃，30分間，48,000回転で超遠心し上清を廃棄する。この膜洗浄を3回実施後，K-gluconate Buffer で500nm の吸収が0.2OD になるように希釈し，ロドプシン再生試験に用いた。

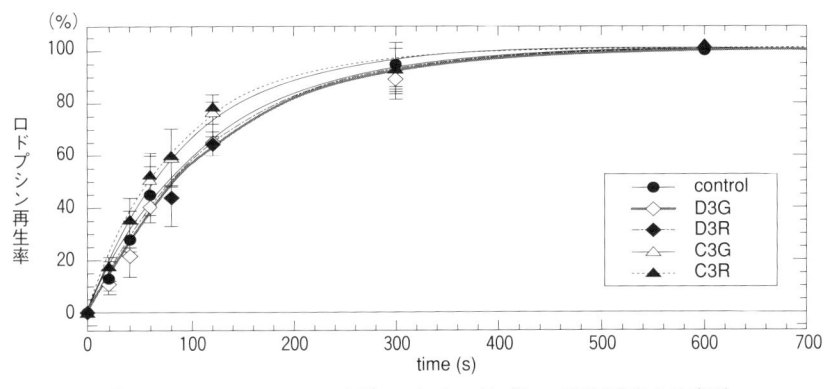

図4-13 アントシアニン添加によるロドプシン再生速度の変化[21]

3）ロドプシン再生試験

ACは100μMになるようにK-gluconate Bufferに溶解した。オプシン溶液1 mLにAC溶液を10μL加えてよく攪拌し，反応温度4℃にて11-*cis*レチナール溶液10μLを加えて反応を開始した。120μLの反応液をサンプリングし，20mM NH₂OHを含む40mM CTBA溶液120μLを加えて攪拌し，反応を停止し，分光測定（HITACHI U-3300）を行った。測定後，白色光を540nm以下をカットするカラーフィルター（HOYA社製 O-54）を通した光を2分程度照射して，ロドプシンを脱色した。その後再度分光測定し，その差スペクトル中の500nmの吸収から算出した。

4種の精製ACを加えて，10分間までロドプシンの再生を測定した。結果は，10分後の再生量を100%として図4-13に示した。D3G，D3Rは無添加のコントロール区と同じ再生速度を示したのに対し，C3G，C3Rはロドプシン再生速度を促進する結果となった。ロドプシン再生速度を調節する効果はほかに報告されておらず興味深い現象である。デルフィニジン配糖体に活性がなく，シアニジン配糖体にのみ活性があった理由は不明であるが，11-*cis*-レチナールは水に溶解しない非極性物質であり，シアニジン配糖体はデルフィニジン配糖体より極性が低いことが関連していると推測している。

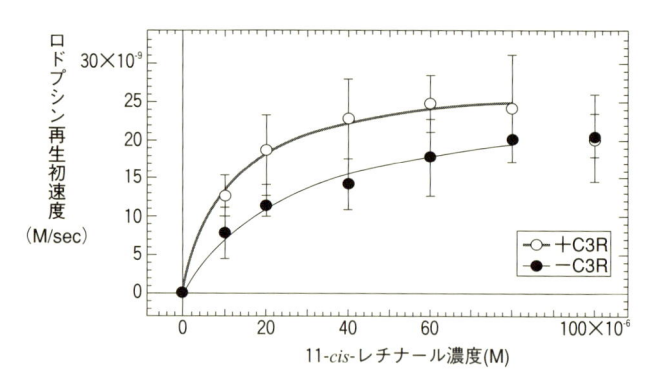

図4-14 C3R添加によるロドプシン再生初速度の変化[21]

表4-6 C3R添加区と無添加区の速度定数[21]

	+C3R	control
k_1	1006.2	390.0
k_2	0.0115	0.0104
V_{max}	2.87×10^{-8}	2.59×10^{-8}

$$11\text{-}cis\text{-retinal} + \text{opsin} \underset{k_{-1}}{\overset{k_1}{\rightleftarrows}} \text{INT} \overset{k_2}{\rightarrow} \text{rhodopsin}$$

$$k_m = (k_{-1} + k_2)/k_1$$

$$k_{-1} << k_1 \text{ or } k_2$$

4）ロドプシン再生初速度測定試験

AC区としてC3R添加区と無添加区で比較を行った。Hanselmanらの方法[24]に基づき，11-cis-レチナールの濃度を10～100μMまで変えて，反応温度4℃，反応時間40秒でロドプシン再生の初速度を測定した。結果を図4-14に示した。オプシンと11-cis-レチナールが結合する際に中間体を作ることが報告されている[23]ことに基づき，これらの結果を表4-6に示した仮定に基づき反応式に当てはめてそれぞれの試験区における速度定数(V_{max}, k_1, k_2)を計算すると表4-6のような結果となり，中間体(INT)を生成する速度(k_1)が約2.4倍にまで加速さ

れていることが判明した。ロドプシンが再生される過程はロドプシンサイクルと呼ばれるが，この中でオプシンが11-*cis*-レチナールと結合する過程が最も時間を要することが知られており，シアニジン配糖体がこの過程の反応を促進することは，暗順応あるいは暗視力を改善していることの一つの有力な証拠である。

また，最近の研究でオプシンは cGMP を分解してカルシウムチャネルを閉じ，細胞内の Ca^{2+} を減少させ，光感受性を悪化させることがわかってきており，その点からもオプシンのロドプシンへの変換を促進させることは暗所における光感受性を増大させる効果が期待できる。

5） 視細胞外節 cGMP-PDE の活性化試験

暗順応の促進は，ロドプシンの再合成促進に加えて光トランスダクションが向上する効果が提唱されている。ロドプシンが受容した光信号は2段階で大幅に増幅されるが，その機能の一つを担うのが視細胞外節円板上の cGMP-PDE （図4-5参照）である。Virmaux ら[25]は，ウシ視細胞杆体外節（rod outer segment；ROS）由来の cGMP-PDE を調製して，その活性に及ぼす4種の AC 類の *in vitro* 効果を検討した結果，AC は低濃度領域で cGMP-PDE を活性化し（2.5^{-10}μM で180％の活性），高濃度領域になると阻害（30μM 以上，IC50，150μM）すると報告している。そこで，カエルのオプシン溶液を用い，AC の cGMP-PDE の活性にかかる可能性を検討した[21]。

AC はそれぞれ，K-gluconate Buffer に400μM になるように溶解後, pH を7.5に合わせた。測定法は河村らの方法[26]に準じて行った。すなわち上記のように500nm の吸収が0.2OD になるように調製したオプシン溶液を10倍に希釈した。本溶液185μL（AC 添加区はオプシン溶液180μL に AC 5μL を加えた）をサンプル瓶にとり，20mM ATP と20mM GTP 混合溶液5μL を加え，微少 pH 計（pH7.5～7.3の間で pH が測定できるように調整，500mV が1pH ユニットに相当）で pH 測定を開始した。80mM cGMP 溶液15μL を加え，絶対暗所での PDEase 活性を測定した。次に，ND3（HOYA 社製，平均透過率3％）のフィルターを通した微弱光をサンプル瓶に当て，微弱光条件下での PDEase 活性を測定した。さらにフィルター

を入れない状態で強い光をサンプル瓶に当て,完全な明状態でのPDEase活性を測定した(測定時の各成分の最終濃度は,ロドプシン7μL, ATP 0.5mM, GTP 0.5 mM, cGMP 6mM, AC10μMである)。結果は,AC 4成分と無添加区についてそれぞれPDEase活性を測定したが,それぞれの実験区でPDEase活性の割合に違いはみられなかった。ACはPDEase活性に関与しないものと考えられた。

7. おわりに

情報の80%は眼から入るとされ,超高齢化社会の進行に伴い今後も眼への負荷は増加していくことが予想される。機能性食品成分を含む食事を摂取することにより,健康を維持していく思想が拡大・定着しつつある今日,食事成分の摂取による眼の健康維持への期待は大きく,すでに欧米ではカロチノイド系の食品成分により視覚機能の改善ができる可能性を示す多くの情報がある。しかし,情報機能の中心的役割をもつ眼の構造が精巧精緻,複雑高速な物理システムであることもあり,その生理現象は現代科学において,なお,未解決の部分の多い領域である。

その中で本章では,食品成分と視覚機能,ACの生理的機能性とその評価法についてまとめたものである。我々はACの視覚への機能性のほんの一部分を解明したにすぎないと考えているが,今後の研究の進展により,さらに多くの部分を解明していきたいと考える。視覚機能に関与する食品成分についてはビタミンA以外に報告は少なく,今後の研究に待つところが多い分野といえるが,情報社会における視覚機能の重要性に鑑み,ACを含めて,日常の食事(成分)をうまく摂ることにより視覚機能を維持することがある程度可能であるように考える。

◆文　献◆

1) 池田恒彦：神経細胞とグリア細胞の干渉（代謝）．やさしい眼の細胞・分子生物学，文光堂，1996, p248-251.
2) 岡本直之：変性網膜の代謝．やさしい眼の細胞・分子生物学，文光堂，1996, p278-282.
3) 吉沢透：視物質．新生理科学大系　第9巻　感覚の生理学（田崎京二，小川哲朗編），医学書院，1989, p76-89.
4) 深田吉孝：視細胞における光受容体とGタンパク質の機能と構造．生化学 1993；65；513-536.
5) Dratz E.A. and Hargrave P.A.: The structure of rhodopsin and the rod outer segment disk membrane. *Trends in Biol. Sci* 1983；4；128-131.
6) Hubbel W., Bownds M. D.: Visual transduction invertrebrate photoreception. *Ann. Rev. Neurosci* 1979；2；17-34.
7) 阿部俊明：視物質の代謝・遺伝．やさしい眼の細胞・分子生物学，文光堂，1996, p252-255.
8) Stuart P., Richer O. D.: Is there a prevention and treatment strategy for macular degeneration. *J. Am. Optom. Assoc* 1993；64；838-850.
9) 安東えい子，安東由喜雄，井上正康：眼科疾患と活性酸素．活性酸素と病態―疾患モデルからベッドサイドへ―（井上正康編），学会出版センター，1992, p557-565.
10) 山川良治：アラキドン酸カスケード．やさしい眼の細胞・分子生物学，文光堂，1996, p64-69.
11) Morales H.P.: Retinal degeneration induced by taurine deficiency in light-derived cats. *Exp. Eye Res* 1986；43；55-60.
12) Matsumoto H., Hanamura S., Kawakami T. et al.: Preparative-scale isolation of four anthocyanin components of black currant (Ribes nigrum L.) fruits. *J. Agric. Food Chem* 2001；49；1541-1545.
13) Tsuda T., Horio F., Osawa T.: Absorption and metabolism of cyanidin 3-O-β-D-glucoside in rats. *FEBS Lett* 1999；449 (2-3)；179-182.
14) Felgines C., Talavera S., Gonthier M. P.: Strawberry anthocyanins are recovered in urine as glucuro- and sulfoconjugates in humans. *J. Nutr* 2003；133 (5)；1296-1301.
15) Matsumoto H., Inaba H., Kishi M. et al.: Orally administered delphinidin 3-rutinoside and cyanidin 3-rutinoside are directly absorbed in rats and humans and appear in the blood as the intact forms. *J. Agric. Food Chem*

2001 ; 49 ; 1546-1551.

16) Matsumoto H., Nakamura Y., Iida H. et al. : Comparative assessment of distribution of blackcurrant anthocyanins in rabbit and rat ocular tissues. *Exp Eye Res* 2006 ; 83 (2) ; 348-56.

17) Nakaishi H., Matsumoto H., Tominaga S. et al. : Effects of blackcurrant anthocyanosides intake on dark adaptation and VDT work-induced transient refractive alternation in healthy humans. *Altern. Med. Rev.* 2000 ; 5 (6) ; 553-562.

18) 松本均, 中村裕子, 徳永隆久ほか：VDT作業時の調節機能低下へのカシスアントシアニン摂取の影響. あたらしい眼科 2006 ; 23 (1) ; 129-133.

19) Matsumoto H., Kamm K. E., Stull J. T. et al. : Delphinidin-3-rutinoside relaxes the bovine ciliary smooth musde through activation of ET_B receptor and NO/cGMP pathway. *Exp. Eye. Res* 2005 ; 80, 313-322.

20) Bastide P., Rouher F., Tronche P. : [Rhodopsin and anthocyanosides. Apropos of various experimental facts.] *Bulletin des Societes D'Ophtalmologie de France.* 1968 ; 9 ; 801-807.

21) Matsumoto H., Nakamura Y., Tachibanaki S. et al. : Stimulatory effect of cyanidin glycosides on regeneration of rhodopsin. *J. Agric. Food. Chem.* 2003 ; 51 (12) ; 3560-3563.

22) Knowles A., Prisestley A. : The preparation of 11-cis-retinal. *Vision Res.* 1978 ; 18 ; 115-116.

23) Kawamura S., Bownds M. D. : Light adaption of the cyclic GMP phosphodiesterase of frog photoreceptor membranes mediated by ATP and calcium ions. *J. Gen. Physiol.* 1981 ; 77 ; 571-591.

24) Hanselman A. R., Cusanovish, M. A. : Characterization of the recombination reaction of rhodopsin. *Biochemistry.* 1976 ; 15 ; 5321-5325.

25) Virmaux N., Bizec J. C., Nullans G. et al. : Modulation of rod cyclic GMP-phosphodiesterase activity by anthocyanin derivatives. *Biochemical Society Transactions.* 1990 ; 18 ; 686-687.

26) Kawamura, S. : Rhodopsin phosphorylation as a mechanism of cyclic GMP phosphodiesterase regulation by S-modulin. *Nature.* 1993 ; 362 ; 855-857.

第5章　食品成分と脳機能の行動評価法

横越　英彦*

1．はじめに

　最近，食品の摂取と脳機能との関連が注目を集めているが，その関連を正確に証明するのは難しい。まず，おいしそうな食べ物を見ただけで，身体は反応する。その内容は視覚に訴えるものもあれば，おいしそうな香りもあるだろうし，焼肉の焼ける音や鍋のぐつぐつ煮える音など，いろいろな料理がもっている要素により，我々の身体に訴えるものである。これらの機構は，一つ一つがきわめて精巧な情報伝達機構であり，最終的には，脳機能と関連し簡単に述べることはできない。そこで，この章では，体内に食品成分が取り込まれた後の影響について取り上げたいと思う。また，体内に入る場合にも，鼻腔や肺，皮膚吸収，消化管経由での吸収などがあるが，いずれにしても，血中に食品成分が取り込まれた後の影響ということである。

　さて，食品成分が吸収され，血液中にとけ込んだ後は，血流にのって，体内のいろいろな臓器にまで運ばれ取り込まれるが，脳においても同様である。ただし，脳においては，他の臓器と同じような血液成分の取り込まれ方があるのではない。すなわち，脳においては血液脳関門というバリア，すなわち，血管内皮細胞が密着結合（タイトジャンクション）しており，他の臓器のように血液成分が滲み出ることはなく，それぞれの物質輸送系が存在する。それゆえ，食品成分が脳内に取り込まれて影響を与える場合には，まず脳内に取り込まれる段階での制御を受ける。次いで，脳内に取り込まれた場合にも，そのことに

＊静岡県立大学食品栄養科学部

より，脳内の物質代謝（エネルギー代謝，神経伝達物質の代謝・放出など）が影響を受けるかが問題である。また，代謝上の変化があった場合に，その結果としての生理学的な影響として，脳機能に変化があるかという点である。このことを総合的にみると，まず，食品成分が体内に入ってからの代謝を調べる研究（生化学，栄養化学，栄養生理学など），脳内での代謝上の変化（神経化学，神経内分泌学，生理学など），そして，行動への影響などの脳機能に関する研究（神経科学，行動科学，生理心理学など）などの多くの研究分野の総合的な理解が必要であり，いわゆる，「栄養神経科学」とでもいうべき総合科学の構築が必要である。筆者自身，それを詳細に紹介する力量はなく，本章では，主に，脳機能の行動評価法に限って記述するので，個々の分野については，それらの専門書を参考にしていただきたい。

2．動物個体レベルでの行動評価法

実験動物の個体レベルでの行動評価法については，多くの手法が提案されており，また，その測定装置が市販されている。すべてを取り上げることはできないので，比較的よく用いられる装置の中で，主に行動量を調べる手法，記憶・学習能を調べる方法，不安情動を調べる方法，脳機能を反映したその他の手法などに分けて列記する。

（1）一般の行動量を調べる方法

1）赤外線検出による活動量測定

主に，マウスの脳機能疾患，老化度などを赤外線検出により，移動速度，移動距離などの経時変化を測定する。例えば，64対の焦電型IR探査子を用いて，マウスの二次元重心位置の移動距離と経時変化を秒単位で解析するシステムである。このような装置では，摂食行動や飲水行動を経時的，かつ，定量的に測定することができるので，食品成分の影響などを調べることができる。その他，焦電型赤外線検出により動物の体温を検出して，動物の自発運動量・移動行動

を測定することのできる装置などがある。

2）ビデオカメラによる追跡

最新のデジタル映像テクノロジーを利用し，ケージ，フィールド，各種迷路，プール内などの動物の行動を正確に把握することができる。特に脳機能を評価するためには，各種の記憶・学習試験法があり，その際の動物の行動を正確に把握する必要がある。例えば，モリス水迷路試験，ラジアル迷路，プラス迷路などを用いたときに利用することができる。

3）そ の 他

一般によく用いられる装置として，小動物用回転ケージがある。これは，実験動物の自発行動を生理的な条件下で測定でき，長期の運動量を計測できるなどのいろいろな工夫がなされたものがある。また，オープンフィールドテストといって，ボックス内の動物の移動をビデオモニター，ないしはセンサーでもって計測する。また，赤外線ビームセンサーを用いることにより，自発行動量や立ち上がり数などを測定することができる装置などがある。

（2）記憶・学習能を調べる方法

1）連続的えさ探し課題負荷法

実験動物に電気刺激などの過度の負荷をかけない条件としては，餌づけによる行動解析がよく用いられる。多少の空腹条件下で，小動物が餌を探索する行動を解析することにより，記憶・学習行動を調べる手法である。いくつかの装置が開発され，市販されている。

2）迷路学習試験法，自動行動解析法

いわゆる迷路学習試験法で，いろいろな装置が開発されている。ボックスを利用するもの，何方向にも分かれた装置（十字，八方，T字など）を利用するもの，また，プールの中での避難場所を探索する方法（モリス水迷路試験法）などがある。

3）パッシブアボイダンス実験装置，オペラント学習記憶実験装置

パッシブアボイダンス実験装置とは，短期学習記憶実験として用いられる受

動的回避反応試験装置である。すなわち，連結した明と暗の二つのケージからなり，暗室に入ったときに電気刺激を与えることができるようになっている。すなわち，ラットなどは夜行性の動物であり，明かりをつけると暗い部屋に避難するが，そのことと電気刺激負荷とを組み合わせた装置で，暗室が危険であることを，どの程度記憶しているかを測定するものである。また，オペラント学習記憶実験装置とは，何かを条件づけすることにより，その条件をどの程度学習するか，あるいは，記憶しているかを測定するものである。条件として餌づけを用いることもあれば，電気刺激を用いることもあり，いろいろな装置が開発され市販されている。

4）シャトルアボイダンス

音や光に対する条件反応行動を観察する手法としてシャトルボックスを用いる。このシャトルボックスは移動可能な二つの室からなる。動物の移動などは，複数の赤外線ビームセンサーなどで解析する。この装置は，ステップスルー型のパッシブアボイダンス実験装置として用いることもできる。

5）フリージング実験

音の刺激と電気刺激とを組み合わせて，実験動物の活動時間と無動時間を自動計測することのできる装置である。すなわち，動物は音の提示により電気刺激が与えられるということを記憶した場合には，音の提示により動かなくなる。このような条件づけによる恐怖を測定する。

6）バーンズ迷路（空間認知試験）

本装置は，マウスの空間学習および記憶学習を測定する際に利用される。表面がつるつるした滑りやすいプラットフォーム上にマウスを置き，目的箱のプラットフォームの下に配置された場所から退避するその過程を計測するもので，空間認知能力を測定する。

（3）不安情動を調べる方法

1）驚愕反応試験法

小動物を小さな実験箱（アイソレーションキャビネット）に入れ，各種の刺激

(音，光，エアー，電気刺激など)を与えて，その驚愕反応をデータの解析ソフトを用いて計測する装置である。本装置は，パソコンによる制御が可能であり，実験条件などの設定が比較的簡単である。

2）テールサスペンション法

小動物を宙吊りすることにより，動物の活動時間や無動時間を計測することができる。すなわち，尾部を固定して小動物を吊り下げる。行動が制約されることからストレス状態を誘導することができ，それによる不安・情動を解析することができる。本装置は，それ以外にも，低重力条件として宇宙医学的側面での実験条件としても利用することができる。

3）コミュニケーションボックス

情動・ストレスを調べる方法として用いられる。本装置は，縦横に仕切られた多くの小部屋からなり，それぞれ一つおきに電気刺激を与えられるようになっている。小動物を電気刺激の与えられる小部屋と与えられない小部屋に入れると，当然，電気刺激を受けた動物は悲鳴と同時に跳躍や糞尿をたれる（身体的ストレス）。一方，電気刺激は与えられないが隣の動物が飛び跳ねるのを見た動物は恐怖心をもつ（心理的ストレス）。すなわち，視覚や聴覚からストレス効果を誘導することができる。その後の行動や脳内物質の変動を解析する。

（4）そ の 他

1）探索行動：ホールボードテスト

平板の板にいくつかの穴をあけておき，その上に小動物を置き，その穴をのぞき込むなどの探索行動を赤外線センサーなどで測定する装置である。この装置により心理活動などを測定することができる。

2）新規環境探索行動：ノベルオブジェクトテスト

あらかじめオブジェクトなどを覚えさせておき，その後に，新しい環境をセットしたときに，前の環境をどの程度記憶しているかを測定する装置である。例えば，ケージ内に2個以上のオブジェクトをセットし，その環境に慣らした(記憶した)後に，普通のケージに戻す。そして何日か後に，どちらかのオブジェ

クトを変えた環境に小動物を戻す。そうすると，一般には，新規物のほうに好奇心をもち探索行動を示すので，その行動を解析することにより，記憶行動を調べる。

3）運動能力実験装置：ビームテスト

例えば，不安定な棒の上を歩かせ，そのバランス感覚，すなわち，運動能力を観察し，解析する。あるいは，鉄棒のようなところでのぶら下がり能力を測定する場合もある。

4）疲労回復，脳障害：ローターロッド

本装置は，疲労回復や脳障害の程度を測定するために工夫されたもので，ローターを一定速度，ないしは速度を可変し，その上に乗った小動物が落下するまでの時間などを検知システムを利用して解析する。

5）脳障害評価法：ステアケーステスト

ケージの中央の台座の両側に階段状のステップがあり，ステップ上には球状のペレットを置いておく。前足による左右のペレットの獲得数とどの位置のペレットを獲得したかなどを解析する装置である。脳虚血障害，感覚運動の機能障害，脳の中枢神経系や運動神経系の障害を調べることができる。

6）鎮痛効果測定法

小動物の皮膚（前肢や後肢）に加圧式の鎮痛，熱板による加熱刺激，冷板式刺激等を負荷し，それからの回避行動を解析することにより，感覚能力を調べることができる。

7）情動・ストレス実験装置

電気刺激，光の点滅，音などの刺激を小動物に与え，それによる脳内神経伝達物質などを測定（脳微小透析法：マイクロダイアリシス）し，同時に，行動の変化を解析する。

3．具体例として緑茶成分の行動評価

日本人が，昔から日々飲用してきた嗜好品として，緑茶がある。緑茶には，

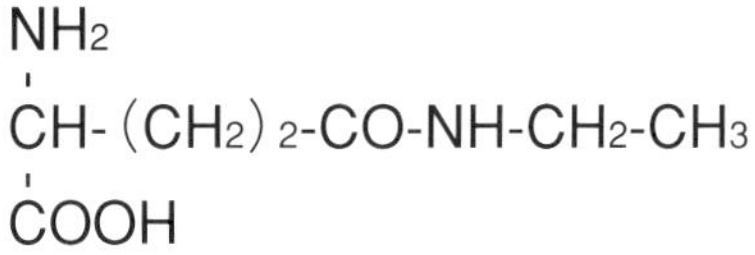

カテキン，カフェイン，ビタミン，アミノ酸など，さまざまな成分が含まれており，これまでに多くの生理作用が明らかとなってきている。この中でも，カフェインに関してはその興奮作用か

$$\text{NH}_2$$
$$|$$
$$\text{CH-(CH}_2)_2\text{-CO-NH-CH}_2\text{-CH}_3$$
$$|$$
$$\text{COOH}$$

図5-1　テアニンの化学構造式

ら，脳機能に影響を与えることが考えられるが，緑茶特有の成分で脳機能に影響を及ぼす成分として，近年，注目されているのが，テアニン（γ-グルタミルエチルアミド）である。テアニンはほんの一部の植物をのぞき，茶の木である *Cammellia sinensis* にのみ含まれるアミノ酸で，お茶に特有の成分である。1950年に Sakato により，玉露より結晶化されている[1]。このテアニンは，高級な緑茶ほど含量が多いことから，茶の旨みの主成分と考えられている。また小西らにより，茶樹での合成，蓄積過程も明らかにされており，根において，グルタミン酸とエチルアミンより合成されることがわかっている[2]。図5-1にテアニンの化学構造を示すが，L-グルタミン酸のγ-エチルアミドで，脳内で興奮伝達など，重要な働きを担っているグルタミン酸と類似していることから，何らかの生理作用のあることが推測された。これまでに明らかとなったテアニンの脳内物質，および行動(実験動物)への影響について，以下にまとめた。

（1）カフェインによる興奮作用の抑制

　Kimura らによると，カフェインをマウス腹腔内に投与することで誘発されるけいれんに対し，テアニンが特異的に拮抗作用を示すことを報告している[3,4]。また，自発行動量の増加に対しても，テアニンの腹腔内投与により抑制されることを明らかにしている。さらに Kakuda らは，より高感度で行動への影響が測定できるラットの脳波を，電極埋め込み法で測定し，カフェインの興奮作用とテアニンの抑制作用について調べた[5]。その結果，カフェイン投与による脳波の変化(δ波の減少とβ波の増加)がテアニンの投与により抑制されることが明らかとなった(図5-2)。

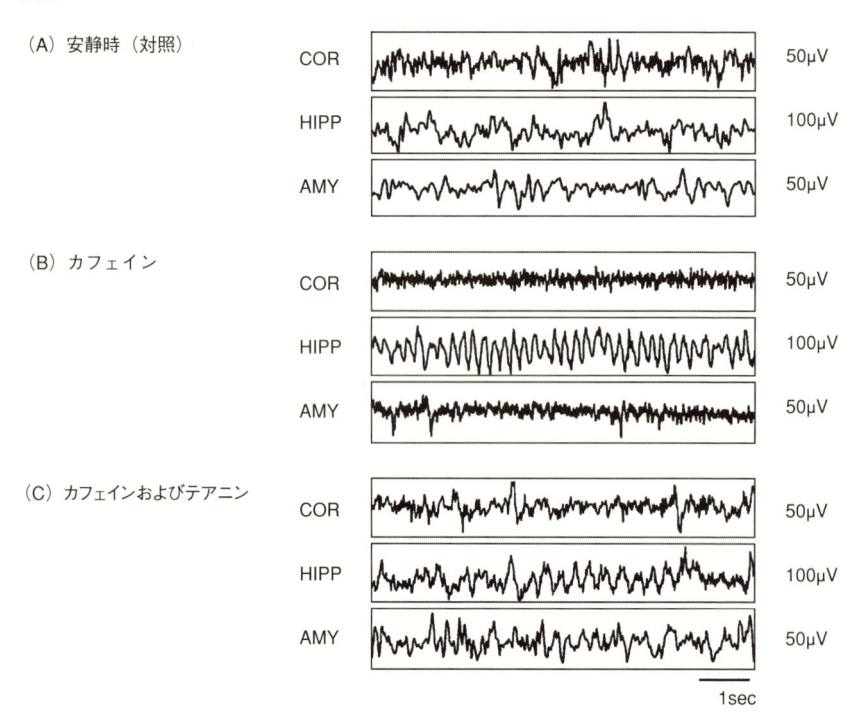

(A) 安静時（対照）　COR　　　　　　　　　　　　　　　　50μV
　　　　　　　　　HIPP　　　　　　　　　　　　　　　　100μV
　　　　　　　　　AMY　　　　　　　　　　　　　　　　50μV

(B) カフェイン　　COR　　　　　　　　　　　　　　　　50μV
　　　　　　　　　HIPP　　　　　　　　　　　　　　　　100μV
　　　　　　　　　AMY　　　　　　　　　　　　　　　　50μV

(C) カフェインおよびテアニン　COR　　　　　　　　　　50μV
　　　　　　　　　HIPP　　　　　　　　　　　　　　　　100μV
　　　　　　　　　AMY　　　　　　　　　　　　　　　　50μV

1sec

図5-2　カフェインによる脳神経興奮，およびテアニンによる抑制作用

カフェインの摂取により，脳神経が活性化しβ波が発生する（脳波の波形が細かく鈍くなる）。テアニンを同時投与することによりβ波が消え，安静時に近い脳波になる。
COR：大脳皮質，HIPP：海馬，AMY：扁桃体

（2）脳内神経伝達物質量への影響

1）テアニンの体内動態—脳への輸送

Kitaokaらの報告[6]で，テアニンが腸管から吸収されることが明らかとなっていたことから，ラットに，テアニンの濃度を変え経口投与したところ，血液や肝臓等に取り込まれることが明らかになった[7]。さらに脳についても調べたところ，脳中にテアニンが取り込まれることがわかり，その含量はテアニンの投与量に比例して増加することがわかった（図5-3）。

一般的に，脳には血液脳関門（blood-brain barrier；BBB）という血液中の物質

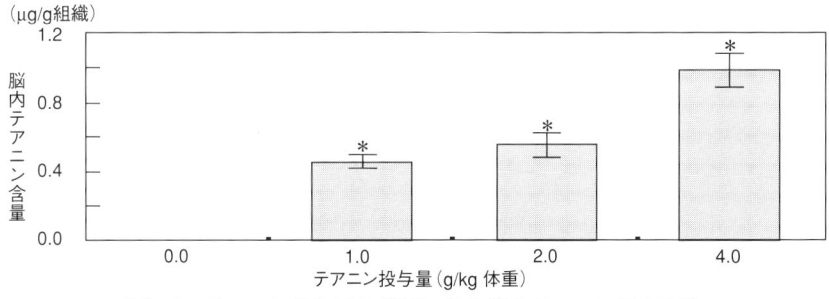

図5-3 テアニン投与量の増加に伴う脳内テアニン量の変化
＊：$p<0.05$

を脳組織内へ取り込む調節機構があり，特定の物質しか脳内へ通さないようになっている。アミノ酸の脳への取り込みに関しては，いくつかの輸送系のあることがわかっており，ロイシンに代表されるL系，アラニンを中心としたA系，アラニン・セリン・シスチンなどのASC系などが知られている。それぞれの系はいくつかのアミノ酸を通すことができるが，同じ輸送系を介して取り込まれるアミノ酸が多量にある場合は，他のアミノ酸の取り込みが減少する(拮抗阻害)。テアニンの投与量を変化させると，それに伴ってL系で輸送されるアミノ酸(トリプトファン・ロイシン，バリン・イソロイシン・チロシンなど)の脳内含量が減少することから，テアニンはL系を介して取り込まれることが明らかとなった（表5-1）。

2）脳内神経伝達物質と放出量への影響

脳には約30種類以上の神経情報伝達物質が存在し，さまざまな情報伝達に使われている。これは，アミノ酸(グルタミン酸，アスパラギン酸，グリシン，γ-アミノ酪酸など)そのものが情報物質として機能する場合や，一部が修飾を受け，セロトニン，カテコールアミンなどに変化して作用したり，ペプチドが合成される場合などさまざまである。脳内へ移行することが明らかとなったテアニンに関して，ラットに摂取させたところ，脳内のセロトニン，およびその代謝産物(5-ヒドロキシインドール酢酸)は顕著に低下した[8]。

セロトニンの合成酵素および分解酵素の阻害剤などを用いて，テアニンのセ

表5-1 テアニン投与による脳内アミノ酸濃度の変化

	テアニン投与量（mg/100g 体重）			
	0	100	200	400
	mmol/g 脳			
テアニン	ND	0.459±0.042*	0.551±0.076*	0.984±0.100*
L系アミノ酸				
フェニルアラニン	0.174±0.011	0.128±0.004*	0.122±0.002*	0.134±0.004*
チロシン	0.224±0.020	0.100±0.015*	0.104±0.004*	0.091±0.003*
ロイシン	0.355±0.028	0.259±0.025*	0.249±0.006*	0.289±0.007*
イソロイシン	0.192±0.015	0.141±0.011*	0.136±0.004*	0.144±0.004*
バリン	0.373±0.023	0.286±0.021*	0.261±0.006*	0.286±0.006*
ヒスチジン	0.177±0.005	0.148±0.006*	0.142±0.005*	0.141±0.012*
メチオニン	0.139±0.016	0.121±0.002*	0.114±0.008*	0.115±0.003*
スレオニン	1.136±0.097	1.060±0.071	0.977±0.026	1.073±0.046

＊：$p<0.05$

ロトニン代謝に及ぼす影響を調べたところ，合成系の低下と分解系の促進を示唆する結果が得られた。また，テアニンはセロトニンの材料となるトリプトファンと同じアミノ酸輸送系を介して取り込まれることから，血液脳関門でのトリプトファンの取り込みに対し，テアニンが拮抗作用を示したことによるのかもしれない。さらに，ラットに経口投与し，脳内のセロトニンやカテコールアミン量に影響するかを調べたところ，カテコールアミン量が変化すること[9]や，脳の各部位で神経伝達物質量が変動することがわかった[10]。

一つの例として，脳線条体のドーパミン量は顕著に増加し，テアニンがドーパミン作動性ニューロンに対し何らかの作用を及ぼしている可能性が示唆された。

3）ドーパミン放出量の変化[10]

脳内神経伝達物質のシナプス間隙での量を測定する方法の一つとして，脳微小透析法（ブレインマイクロダイアリシス法）がある。これは半透膜のついた微小プローブを脳内の特定部位に埋め込み，サンプルを半透膜経由で作用させたり，直接注入して，そのときに間隙中に存在する物質をサンプリングし，その作用

図5-4 テアニン投与による脳線条体からのドーパミン放出促進効果

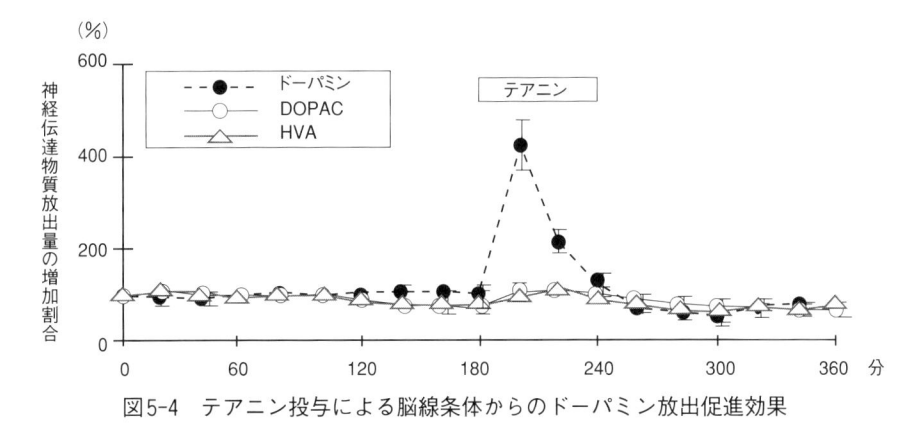

を調べる手法である。特に，動物が自由に行動できる状態で，細胞間隙の低分子化合物を回収できるという点で注目すべき可能性をもった手法である。マイクロインジェクター付きのプローブを脳線条体に埋め込み，そこからテアニンを直接微量注入し，間隙中より回収されたドーパミン量を，高速液体クロマトグラフィーを用い経時的に電気化学検出器で分析したところ，注入したテアニン量に依存してドーパミン放出量は顕著に増加した。また，灌流液にテアニンを溶解して脳線条体に注入し測定を行ったところ，同様の作用が観察された(図5-4)。この際に，前もってNMDA型グルタミン酸レセプターのアンタゴニストであるAP-5を灌流し，ドーパミン量の変化をみたところ，テアニン単独の場合に比べ，放出量増加が少なかった。さらに脳の切片を利用した脳切片灌流法(スーパーフュージョン)で検討したところ，AMPA型グルタミン酸レセプターのアンタゴニストであるNBQXとの同時投与により，やはりドーパミン放出促進作用が抑制された。

このことから，テアニンのドーパミン放出促進作用には，グルタミン酸レセプターが一部関与していることが示唆された。このドーパミン放出促進作用は，テアニンが直接的に作用したものなのか，または，間接的に作用しているかについては，詳細はわかっていないものの，これらを介してテアニンの生理作用が発現していると思われる。

（3）自発行動量および記憶・学習行動への影響

1）自発行動量[11]

テアニン摂取の有無によるラットの自発行動量を，磁界の変化を利用し行動量を測定するAUTOMEX-IIを用いて観察した。テアニン投与後，20分間の行動を測定した結果，テアニン摂取による影響はみられなかった。

2）オープンフィールドテスト[11]

一定期間，テアニンを自由摂取したラット（平均300mg/日）を，プラスチック製の箱（70×70×40cm，上面のみ開放）に入れ，10分間，その中での移動量，立ち上がり行動回数，探索行動，毛繕い回数を測定した。その結果，テアニン摂取による顕著な影響は観察されなかった。

3）オペラント型明度弁別学習試験[11]

餌づけを条件とした学習試験の一つとして，オペラント型明度弁別学習試験を行った。この試験は，給餌口とレバーおよび条件提示のためのランプが設置されたスキナー箱にラットを入れ，ランプ点灯時にレバーを押すと餌がもらえ（正反応），その逆に消灯時にはレバーを押しても餌がもらえない（負反応）という条件を学習させ，試験試行中のすべてのレバー押し回数に対する正反応数（弁別率）を解析した。ラットにこの試行を毎日繰り返し行わせることで，弁別率は上昇する。テアニン摂取による作用を観察したところ，弁別率は試行回数を重ねるごとに改善されたものの，対照である水摂取群との間に有意な差はみられなかった。しかしながら，テアニン摂取群では，ライトの点灯に対する反応数が少ない傾向にあるにもかかわらず，弁別率は同等であった（レバー押し回数も少なくなった）ことから，より効率的に報酬を獲得したとも考えられた。

4）受動的回避試験[12]

試験は，ランプが点灯し明るくなる部屋（明室）と，明かりはつかないが床面に電気ショックを与えることのできる部屋（暗室）の2部屋を連結したシャトルボックスを用いた。はじめに明かりをつけた状態で，ラットを明室に入れる。ラットは習性として暗い場所を好むことから，通路を通り暗室へ移動する。そ

の際に電気ショック(1 mA, 2 sec)を与え,暗室が危険であることを学習させる。今回の実験では24時間後に同様の操作を行い,安全な明室から,電気ショックがかかる危険な暗室へ進入するまでの時間(待機時間)を測定した。待機時間が長ければ長いほど,危険であることを記憶していると判断する。

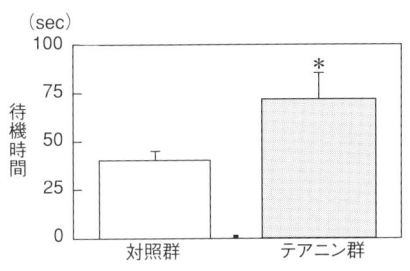

図5-5 テアニン投与後の受動的回避試験
(明室での待機時間)
＊：$p<0.05$

その結果,テアニン摂取群では,水摂取群よりも待機時間が長く記憶力がよかったと判断された(図5-5)。

5) 能動的回避試験[12]

受動的回避試験と同様のシャトルボックスを用い実験を行った。実験方法は受動的回避試験とは逆に,まず暗室にラットを入れ,その30秒後に電気ショックを与える。このように暗室にとどまっていることで,電気ショックを受けることを学習させた後,安全な明室へ退避する確率を記憶・学習の目安とした。試験は1日4試行を2日間,一定時間ごとに行った。測定の結果,1日目では,テアニン摂取群と水摂取群とで差はなかった。2日目の1試行目では,退避率の低下が観察されたが,テアニン投与群ではその度合いが小さく,またその後の試行での退避率が高くなり,暗室での危険性をより強く記憶していたと判断された(図5-6)。

6) モリス水迷路試験[11]

モリス水迷路試験として,直径1.2mのプールに牛乳で白濁させた水を入れ,ラットを入水させ,水面下のある場所に設置した避難場所へたどり着く時間(遊泳時間)を測定する試験である。ラットはプール周辺の環境を頼りに避難場所の位置をより正しく認識し(空間認知),試行を重ねることで,スタート地点からの遊泳時間が短くなる。また,十分に記憶できた状態で避難場所を取り除き,同様の試行を行ったときの探索行動時に,エリア別の遊泳時間を測定する(Transfer Test)ことで,記憶の程度の指標となる。対照群とテアニン投与群と

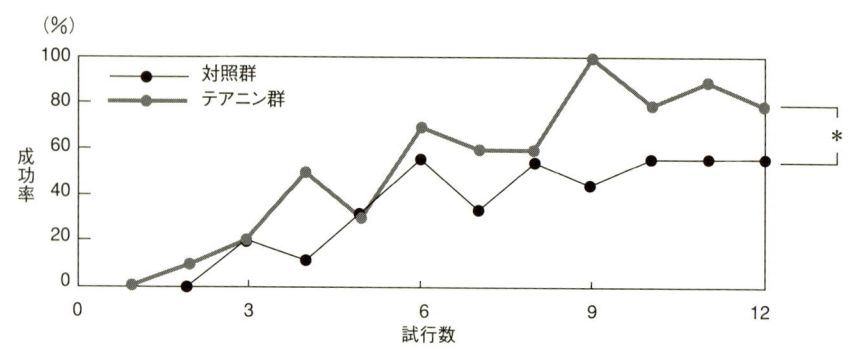

図5-6 テアニン摂取による能動的回避試験(成功率の変化)
1～6試行:1日目,7～12試行:2日目,＊:$p<0.05$

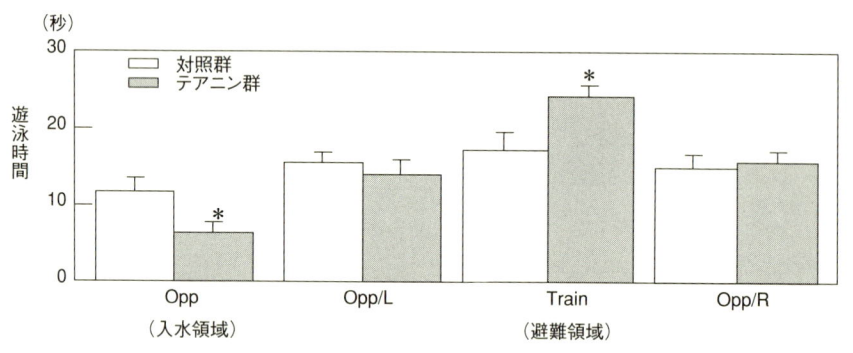

図5-7 テアニン投与後のモリス水迷路試験法を利用したトランスファーテスト
＊:$p<0.05$

で比較した結果,避難場所までの遊泳時間の短縮パターンには有意差はみられなかった。一方,トランスファーテストでは,テアニン投与群のほうが,避難場所のあったエリアでの遊泳時間が有意に長く,よりよく覚えていたことから,テアニンは空間認知に関わる記憶行動に何らかの影響を及ぼしていると推測された(図5-7)。

4. おわりに

　今回は小動物を対象とした場合の，特に，脳機能を反映した行動解析法をいくつか紹介した。ただし，ここで述べられなかった多くの研究手法，また，装置が開発・市販されている。行動の解析は，用いるそれぞれの装置がそれぞれの意味を含んでおり，どの手法がベストであるかなどについては，必ずしも十分な知見が得られているわけではない。現状は，いろいろな手法での解析を積み重ね，その中から行動の普遍性を探っている段階であると思われる。今後とも，適切である新たな評価系の確立されることを期待したい。一方，これらの動物個体の評価は，最終的には，ヒトでの評価を期待するものである。本章では，ヒトでの評価法については全くふれなかったが，ヒトでの評価系の確立も大いに期待したい。

◆文　献◆

1) Sakato, Y.: Studies in the chemical constitution of tea. Part 1. On new amide theanine. *Nippon Nougeikagaku Kaishi* 1950;23;262-267.
2) 小西茂毅，葛西善三郎：茶樹における$^{14}CO_2$からのテアニン生成とその部位：茶樹におけるテアニンおよびその関連物質の代謝と制御(第2報)；日本土壌肥料學雑誌 1968;39;439-443.
3) Kimura R., Murata T.: Influence of alkylamides of glutamic acid and related compounds on the central nervous system. I. Central depressant effect of theanine. *Chem Pharm Bull*（Tokyo）1971;19;1257-1261.
4) Kimura, R., Murata, T.: Effect of theanine on norepinephrine and serotonin levels in rat brain. *Chem Pharmaceu. Bull*（Tokyo）1985;34;3053-3057.
5) Kakuda T., Nozawa A., Unno T. et al.: Inhibiting effects of theanine on caffeine stimulation evaluated by EEG in the rat. *Biosci Biotechnol Biochem.* 2000;64;287-293.
6) Kitaoka S., Hayashi H., Yokogoshi H. et al.: Transmural potential changes associated with the in vitro absorption of theanine in the guinea pig intestine.

Biosci Biotechnol Biochem. 1996 ; 60 ; 1768-1771.
7) Terashima T., Takido J., Yokogoshi H. : Time-dependent changes of amino acids in the serum, liver, brain and urine of rats administered with theanine. *Biosci Biotechnol Biochem* 1999 ; 63 ; 615-618.
8) Yokogoshi H., Mochizuki M., Saitoh K. : Theanine-induced reduction of brain serotonin concentration in rats. *Biosci Biotechnol Biochem* 1998 ; 62 ; 816-817.
9) Kimura R., Murata T. : Effect of theanine on norepinephrine and serotonin levels in rat brain. *Chem Pharm Bull* (Tokyo) 1986 ; 34 ; 3053-3057.
10) Yokogoshi H., Kobayashi M., Mochizuki M. et al. : Effect of theanine, γ-glutamylethylamide, on brain monoamines and striatal dopamine release in conscious rats. *Neurochem Res* 1998 ; 23 ; 667-673.
11) 横越英彦, 寺島健彦 : 緑茶成分 (テアニン) の行動科学的解析. 必須アミノ酸研究, *Reports of the Research Committee of Essential Amino Acids* (Japan) 2000 ; 158 ; 27-37.
12) Juneja LR., Chu DC., Okubo T. et al. : L-theanine-a unique amino acid of green tea and its relaxation effect in humans. *Trends in Food Science & Technology* 1999 ; 10 ; 199-204.

第3編
食品の生理機能評価に有用な疾患モデル動物の開発

第6章
食品因子の機能評価におけるモデル動物の
遺伝学的特性を生かした利用法

堀尾 文彦

第7章
遺伝子機能に基づく疾患モデル動物の開発
−ENUミュータジェネシスによる生活習慣病モデルマウスの開発−

若菜 茂晴

第6章 食品因子の機能評価におけるモデル動物の遺伝学的特性を生かした利用法

堀尾 文彦*

1. 栄養学と実験動物

　栄養学の歴史において実験動物の果たしてきた役割の大きさは明白であるが，近年の実験動物の多様性の増加を再認識して，新たな栄養学の進展や食品機能の評価に利用していくことが要求されている時代である。栄養学的研究においては，従来より，実験動物としてラットを用いた研究成果が莫大に蓄積されているが，それはラットの飼料嗜好性における柔軟性の豊かさや個体としての大きさの優秀性などの，実験動物としての長所が栄養学的研究の遂行にとって不可欠なものだったからであろう。このラットの特性は，実験動物としての優秀性そのものである。しかし，近年のゲノム解析の進展によって実験動物の価値観は大きく変貌した。2001年ヒトゲノムの解読[1]，2002年マウスゲノムの解読[2]，2004年ラットゲノムの解読[3]が行われ，ヒトおよび両動物間のゲノム情報の比較が本質的に可能になった。このことは，両実験動物の価値と利用性を大幅に拡大させる成果であり，栄養学あるいは食品機能評価においても，この解明されたゲノム情報を利用して研究を発展させることが可能となった。よって，現在，研究者は実験動物の遺伝的特性をよく把握し，それを利用してさまざまな物質の生理機能を評価することが要求されている。

　マウスおよびラットのゲノム解読に伴って，これらの実験動物のバイオリソースとしての価値が再認識され，この数年においてわが国の国家的なプロジェクトであるナショナルバイオリソースプロジェクトが展開されている。マ

---

*名古屋大学大学院生命農学研究科動物栄養情報学研究分野

ウス (http://www.brc.riken.jp/) についても，ラット (http://www.anim.med.kyoto-u.ac.jp/nbr/homejp.htm) についてもさまざまな特性を有する多種類の系統が各バイオリソースセンターに維持され，これらの実験動物の利用を希望する場合には各センターに問い合わせることによってほとんどの系統の利用が可能である。このセンターが整備されたことは，わが国の実験動物利用において画期的なことであり，栄養学や食品機能評価に実験動物を利用することが必要な読者にとっては，実験的基盤が急速に整備されたことを意味する。世界的にみても，広範な研究的要望に対応できる系統種が両センターには保存されており，両センターを利用した研究が進展することが期待される。

2．疾患モデル動物—糖尿病モデルを例として—

　疾患モデルの分類を考えると，次の2種類に大別される。実験的発症モデルと自然発症モデルである。実験的発症モデルは，正常な動物を使って実験的処理を加えることによって，ヒトの病態に類似した状態を人為的に作り出したものである。また，自然発症モデルは，動物に自然発症する病態のヒトのそれとの類似性に注目して，ヒトの疾患の病因解明や治療，予防に貢献させようとするものである。

（1）実験的発症モデル

　実験的発症モデルについては，1980年代以降に進展した発生工学的手法により作出される遺伝子（ゲノム）に変化を与えるものと，従来から開発されてきた遺伝子（ゲノム）に変化を与えないものとがあげられる。遺伝子（ゲノム）に変化を与えない処置としては，外科的手術や薬品の投与によって特定の器官や細胞を物理的ないしは化学的に除去・破壊することを示す。著明な例としては，アロキサンあるいはストレプトゾトシン投与による膵臓ランゲルハンス氏島β細胞の破壊がもたらすインスリン欠乏を起因とする1型糖尿病モデル，頸動脈結紮による脳虚血モデル，ラットを用いたDOCA（デオキシコルチコス

テロン酢酸）と食塩負荷による高血圧モデル，高コレステロール食負荷あるいは高脂肪食負荷による高脂血症モデルなどが古くから知られている。これらのモデルは大変有用であるが，動物の標的とされる機能障害以外に，外科的手術や薬品の影響を完全に除去することができない。例えば，アロキサンの投与においては腎障害が発生することが多い。よって，アロキサンの投与量の厳密なコントロールが必要である。また，作出されるモデル動物は一代限りであり，実験の都度，正確な条件設定を厳守してモデル動物を作出するという操作が必要である。しかし，利点として，正常な動物の入手は大量にできるし，研究者の望む時期に実験を実施することが可能である。つまり，研究者の計画の立案にとって非常に有利なモデル動物である。

　実験的発症モデルとして遺伝子（ゲノム）に変化を与えるものとして，発生工学的手法により作出されたモデル動物があげられ，このようなモデルは疾患モデルの分野に革新的な変化をもたらした。つまり「トランスジェネシス」や「遺伝子破壊法」によって作出される疾患モデル動物である。現在，モデル動物としては自然発症モデルの総数をはるかに超える数のトランスジェニックマウスやノックアウトマウスが作出されている。

（2）自然発症モデル

　自然発症モデルは，系統選抜を繰り返すことにより目的の形質を固定したものや，突然変異個体として出現したものを系統として確立したものであり，つまり「突然変異動物」である。自然発症モデルはトランスジェニックマウスやノックアウトマウスのように，短期間に目的の遺伝子のみに変異が起こったものを作出することは不可能である。しかし，多因子で発症するモデルが発見される可能性が高く，高血圧や糖尿病のような多因子疾患のモデルが開発されている。自然発症モデルでは表現型も安定しているものが多く，実験のたびにモデルを作出するための処理をする必要もない。近年は，自然発症モデル動物を用いたポジショナルクローニングや位置的候補遺伝子アプローチなどの方法によって，突然変異を起こした遺伝子の同定が可能になっている。マウスおよび

ラットとヒトとの間での遺伝子の共有性は非常に高く，実験動物を用いて解明された責任遺伝子がヒト疾患の原因究明や遺伝子診断に役立つ可能性は高い。

　自然発症モデルの具体例について触れれば，食品因子の生理機能評価の対象として取り上げられる例の多い糖尿病および肥満症のモデル動物を取り上げる。糖尿病に関しては，わが国において多くのモデル動物が開発されており，この疾患の研究におけるわが国の研究者の貢献は大きい。1型糖尿病および2型糖尿病の病態や成因は複雑であり，研究の目的にかなうモデルを使い分けることが要求される。1型糖尿病は，膵β細胞に対する臓器特異的な自己免疫疾患である。この疾患の代表的なモデルとしては，わが国で開発されたNOD (nonobese diabetic) マウス[4]があり，その病態はヒトのそれときわめて類似している。疾患の成因についてもヒトと同様に多因子支配であり，世界的にも膨大な利用例が蓄積されている。NODマウスのほかに1型糖尿病のモデル動物としてKDP (komeda diabetes prone) ラット[5]やBBラット[6]があり，膵β細胞特異的な自己免疫疾患を呈する。2型糖尿病は，インスリン分泌低下とインスリン抵抗性（インスリン作用不全）とが複雑に絡み合って発症する疾患である。GKラット[7]は，インスリン分泌低下を主体として糖尿病を発症する非肥満のモデルである。OLETFラット[8]は，過食・肥満を背景にインスリン抵抗性を主体として糖尿病を発症する。KKAyマウス[9]は，過食による顕著な肥満とインスリン抵抗性による耐糖能低下を示し，早期から高血糖を発症するヒトの肥満2型糖尿病モデルである。Wistar fattyラット[10]も，Zucker fattyラット[11]も著明な過食と肥満を背景にしてインスリン抵抗性を主体とするモデルである。また，NSYマウスは，インスリン抵抗性とインスリン分泌低下を基盤とした晩発型の糖尿病モデルである。これらのモデル動物の糖尿病発症の成因を理解した上で，研究の目的に適したモデル動物を使用することが要求される。

3．さまざまな遺伝的特性をもった近交系統

　マウスおよびラットなどを用いた動物実験は傑出した利点をもっているが，

それは環境要因や遺伝要因を厳密にコントロールできることである。ある遺伝子の役割を解析する上で，厳密に制御された環境下で，目的の遺伝子以外の遺伝子領域が同じ系統間で形質を比較すれば，その遺伝子の機能を他の因子の影響を排除した形で明らかにできる。このような遺伝的背景を整備した系統を用いて，栄養学あるいは食品機能評価を発展させていくことが今後の研究には必要であろう。マウス，ラットではさまざまな特性をもった系統が作出されているが，遺伝的均質性という視点からは近交系とクローズドコロニーに大別される。後者は遺伝的には個体間で違いは存在しているが，集団としてはそのばらつきの程度は常に一定である。前者は，同一系統の個体間で遺伝的違いがない均一な集団であり，大半の遺伝子はホモ化されているために世代を超えて同じ遺伝子型をもつ個体を得ることができる。つまり，生命科学の研究に不可欠な，実験結果の再現性という点で近交系は優れた結果をもたらすことが可能な系統である。

このような遺伝的に均一な近交系からは，さまざまな目的に利用可能な新たな近交系統が作出できる。つまり，発生工学的な手法を用いることなくさまざまな表現型を示す新たなモデル系統を作出することも可能であり，種々の遺伝子の未知の機能を明らかにできるような系統を作出することも可能であろう。

以下に，通常の近交系統および特殊な近交系統とその応用について解説する。

(1) 近交系統

近交系は近親交配を繰り返すことによって，ほぼすべての遺伝子座がホモ型に固定した遺伝的に均一な集団を指す。マウスの場合，一対の雌雄から生まれた同腹の雌雄の兄妹交配を20世代以上繰り返した系統を近交系と定義する。ラット，ハムスター，モルモットもこの近交系の定義に沿って近交系統が作出されている。図6-1(1)に近交系統AとBの染色体の模式図を示した。

(2) コアイソジェニック系統

近交系統の一つの遺伝子に突然変異が生じた系統をコアイソジェニック系統

図6-1 (1)近交系統，(2)コアイソジェニック系統，(3)コンジェニック系統
一対の各染色体を1本のバーで表した。

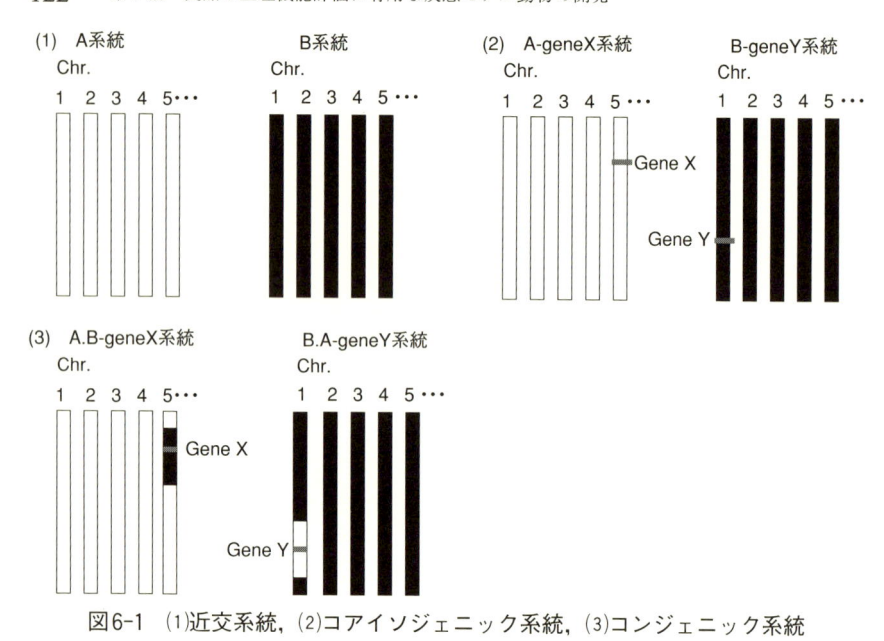

という（図6-1(2)）。この系統では，突然変異遺伝子を除くすべての遺伝子についてはもとの近交系統と同一であることから，両系統を比較することで変異遺伝子の機能を明らかにすることができる。近年では，発生工学的手法によって作出されたトランスジェニックマウスなどのように，近交系統に人為的に遺伝子が導入された遺伝子改変マウスも広い意味でコアイソジェニック系統に含める場合もある。

（3）コンジェニック系統

ある近交系統を受容系統として，別の近交系統あるいは特定個体の染色体の一部分を，戻し交配を繰り返すことにより導入した系統をコンジェニック系統（図6-1(3)）という。導入した染色体領域以外は，受容系統と同一の遺伝子組成である。導入した染色体領域に存在する遺伝子の機能を，受容体系統の均一な遺伝子組成のもとで解析することができ，受容系統を変えたコンジェニック

系統を作出して比較することにより，背景遺伝子組成の表現型への影響も解析することができる。一方，発生工学分野において作出されたノックアウトマウスは，遺伝子操作をした129系由来のES細胞をC57BL/6Jなどの別の系統へ注入して作製したキメラ個体を再びC57BL/6Jに交配して得られた個体を起源にして作出されている場合が多い。よって，その遺伝子組成は129系統とC57BL/6J系統が入り混じっており，均一ではない。作出されたKOマウスがどのような遺伝的背景でも同じような表現型を示す場合は問題とならないが，個体間で表現型に違いが生じる場合には目的の遺伝子の機能を解析することが困難である。そのような場合には，ノックアウトした遺伝子を含む染色体領域をある近交系統に導入したコンジェニック系統を作出することによって初めて標的の遺伝子の機能が解析できる。

（4）リコンビナント・インブレッド（RI）系統

　RI系統は，遺伝子の染色体マッピングを迅速に行う目的で開発された系統であり，二つの近交系統間のF2世代を出発点として兄妹交配を20世代以上繰り返すことにより作出された近交系統のセットである。兄妹交配を繰り返す際に減数分裂の過程で起こる組み換えが集積する結果，各RI系統の染色体は両親系統の染色体断片がさまざまに組み合わさったホモ接合体となっている（図6-2）。このRI系統群は10〜30以上の系統が存在し，セットとして使用されることにより，単一遺伝子によるものだけでなく，多数の遺伝子によって起こる疾患の原因遺伝子の同定にも有用である。マウスでは多種の親系統の組み合わせにより作出されたRI系統が国際的に確立されており，代表的なものとしてはAXB（A/JとC57BL/6Jとの組み合わせ），AKXD（AKR/JとDBA/2），AKXL（AKRとC57L/J），BXA（C57BL/6JとA/J），BXD（C57BL/6JとDBA/2J）などが存在する。わが国には，Nishimuraら[12]によってSM/JとA/J系統マウスから作出された26系統からなるSMXA-RI系統が存在する（図6-2）。SMXA-RI各系統はさまざまな表現型を呈している。そして，各RI系統はSM/JとA/Jの染色体領域をさまざまな組み合わせで保有しており，各染色体の特定の部位が両親系統のど

図6-2 リコンビナント・インブレッド（RI）系統の作出過程
SMXA-RI系統を例にして，ある染色体について一対で表した．各RI系統の染色体は，親系統の染色体断片がさまざまな組み合わせでホモになっている．

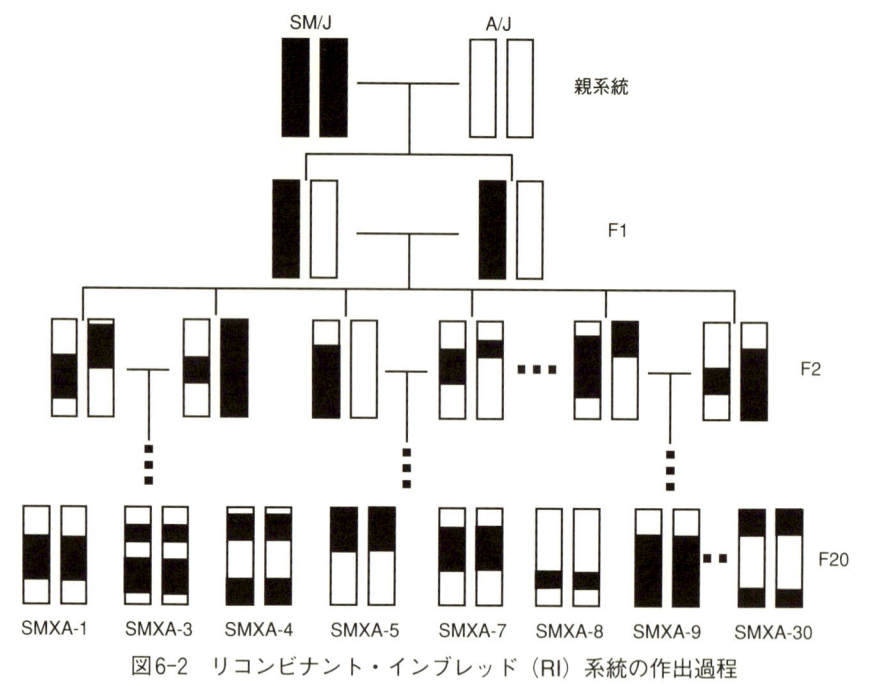

ちらに由来しているのかを示すSDP（strain distribution pattern）表が公表されている。RI系の利用者は，このSDP表の存在により遺伝子型の決定（genotyping）という労力なしに，ある表現型を規定する遺伝子座の染色体マッピングを容易に行うことが可能である．数量化可能な連続的な値をとる形質である量的形質の各RI系統の数値そのもの（例えば，各RI系統の血糖値）と，統計的に有意な連鎖を示す遺伝子座を連鎖解析法であるQTL（quantitative trait locus：量的形質遺伝子座）解析により探索するのである．実際に，SMXA RI系統マウスの各形質値とSDP表とを用いたQTL解析によって，ウレタン誘発性肺腫瘍の感受性[13]，体重[14]，血中脂質濃度[14]を決定する遺伝子座の染色体マッピングが成功している．言葉を換えると，SDP表がより多数の染色体部位について整備されているほど，そのRI系統の遺伝解析における価値が高まる．SMXA-

RI系統では，約1,100か所の染色体部位についてSDPが明らかにされている。親系統のSM/JとA/J系統の間では，肺腫瘍感受性，体重に明確な違いが存在するため，これらの形質を規定する遺伝子座の染色体マッピングにはSMXA RI系がまさに好適である。しかし，親系統間で差異のない表現型の場合であっても，RI系統間では明瞭な差異が観察される可能性は十分に考えられる。なぜなら，ある種の表現型は，その形質の発現に対して正に働く遺伝子と負に働く遺伝子とが組み合わさって最終的に決定されているからである。このような複雑な現象を明確に解きほぐす可能性を有する点も，RI系統の遺伝解析における特性である。

RI系統群でさらに特筆すべきことは，作出されたそれぞれのRI系統は近交系統であり，それらの表現型の解析をすることにより疾患モデルとして有用なものが発見される可能性があるということである。そして，おそらくその疾患は多因子疾患であることが推定される。実際に我々は，SMXA-RI系統の1系統であるSMXA-5が耐糖能異常，高血糖，高インスリン血症および軽度の肥満を呈する2型糖尿病モデルであることを明らかにした[16]。そしてこの糖尿病は多数の原因遺伝子の作用により発症していることが推定された。さらに，SMXA-5は高脂肪食摂取によってその糖尿病形質が顕在化することも明らかとなり[16]，栄養因子や食品因子の糖尿病発症に対する影響を検討する研究に好適な系統であることが推定された。

4．SMXA-RI系統を用いた糖尿病遺伝子座の解析

多因子遺伝性疾患である2型糖尿病は，現代の食生活の中では避けることのできない生活習慣病であり，多くの原因遺伝子が存在することが推定される。未知の糖尿病遺伝子が解明されれば，この疾患の抑制因子の探索や治療薬の開発に貢献できる。我々は，多因子遺伝性疾患である2型糖尿病の原因遺伝子の染色体マッピングにSMXA-RI系統の利用を試みた。親系統であるSM/JおよびA/J系統と，SMXA-RI系統群のうち入手可能な19系統を用いて糖尿病の表

現型として，血糖値と耐糖能を調べた。耐糖能とは糖負荷後の血糖推移を示し，負荷により上昇した血糖値が2時間後にはどこまで低下するかによって糖代謝能力を推し測ることができ，ヒトの糖尿病診断における重要な指標となる。各RI系統の表現型の解析結果と，SDP表から得られる遺伝子型とを利用したQTL解析の結果，血糖値と耐糖能を規定している遺伝子座を染色体マッピングすることができた[16]。この二つの形質に関しては，親系統間では大きな差はなく，また異常値を示さなかったので両系統は非糖尿病系統であることが確認された。しかし，RIの19系統の血糖値は，親系統よりも低い値を示す系統から顕著に高い値を示す系統まで，さまざまなタイプが存在した（図6-3）。耐糖能についても，血糖値と同様の系統間分布が観察された。これらの系統間分布から，SMXA-RI系統群の血糖値と耐糖能は単一遺伝子によってではなく，正に働くものと負に働くものから成る複数の遺伝子によって規定されているであろうと推定された。QTL解析の結果，2番，10番，18番染色体上に血糖値と耐糖能を決定する遺伝子座を検出できた。2番と18番染色体の遺伝子座に関してはA/J系統由来のものが糖尿病を発症させ，10番染色体の遺伝子座ではSM/J系統由来のものが糖尿病を発症させる。このSMXA-RI系統群を用いた遺伝解析の

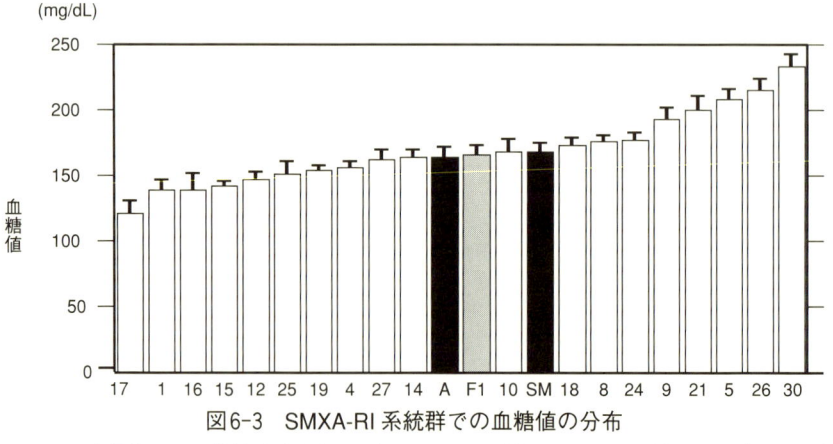

図6-3 SMXA-RI系統群での血糖値の分布

グラフ下の各数字は，RI系統名を意味する。また，AはA/J系統，SMはSM/J系統，F1は(SM/JxA/J) F1を意味する。

結果は，非糖尿病系統の中にも糖尿病原因遺伝子が潜在しており，それらの組み合わせによって糖尿病が発症することを示している。この結果は，common disease（ありふれた疾患）である2型糖尿病の発症様式をよく反映していると考えられる。

5．おわりに

本章では，マウスおよびラットのモデル動物としての遺伝的特性についてごく一部を紹介できたにすぎない。しかし，4節で紹介した解析も，食品因子を解析するための新たな指標（遺伝子）を開発するという目的をもち合わせた研究であり，このような研究は現代の豊富なゲノム情報の活用によって初めて可能になる。今後は，食品因子の機能を解析する際に，モデル動物の遺伝的特性を生かした研究が展開されることが不可欠であり，それによって今まで見出されなかった食品因子の機能が発見される可能性がある。

◆文　献◆

1) International Human Genome Sequencing Consorthium : Initial sequencing and analysis of the human genome. *Nature* 2001 ; 409 ; 860-921.
2) Mouse Genome Sequencing Consortium : Initial sequencing and comparative analysis of the mouse genome. *Nature* 2002 ; 420 ; 520-562.
3) Rat Genome Sequencing Project Consortium : Genome sequence of the Brown Norway rat yields insights into mammalian evolution. *Nature* 2004 ; 428 ; 493-521.
4) Makino S., Kunimoto K. et al. : Breeding of non-obese diabetic strain of mice. *Exp Anim* 1980 ; 29 ; 1-13.
5) Komeda K., Noda M., Terao K. et al. : Establishment of two substrains, diabetes-prone and non-diabetic, from Long-Evans Tokushima Lean (LETL) rats. *Endocr J* 1998 ; 45 ; 737-744.
6) Chappel C.I. and Chappel W.R. : The discovery and development of BB rat colony : an animal model of spontaneous diabetes mellitus. *Metabolism* 1982 ;

32 ; 8-10.
7) Goto Y., Kakizaki M., Masaki N. : Spontaneous diabetes produced by selective breeding of normal Wistar rats. *Proc Jpn Acad* 1975 ; 51 ; 80-85.
8) Kawano K., Hirashima T., Mori S. et al. : Spontaneous long-term hyperglycemic rat with diabetic complications ; Otsuka Long-Evans Tokushima Fatty (OLETF) strain. *Diabetes* 1992 ; 41 ; 1422-1428.
9) Nishimura M. : Breeding of mice strain for diabetes mellitus. *Exp Anim* 1969 ; 18 ; 147-157.
10) Ikeda H., Shino A. et al. : A new genetically obese-hyperglycemic rat (Wistar fatty). *Diabetes* 1981 ; 30 ; 1045-1050.
11) Peterson R.G. et al. : The Zucker diabetic fatty (ZDF) rat. In : Lessons from Animal Diabetes V, Shafrir E. (ed), Smith-Gordon, London, 1994, p225-230.
12) Nishimura M., Hirayama T., Serikawa K. et al. : The SMXA : a new set of recombinant inbred strain of mice consisting of 26 substrains and their genetic profile. *Mamm Genome* 1995 ; 6 ; 850-857.
13) Pataer A., Nishimura M., Kamoto T. et al. : Genetic resistance to urethan-induced pumonary adenomas in SMXA recombinant inbred mause starains. *Cancer Res* 1997 ; 57 ; 2904-2908.
14) Anunciado,R.V.P., Ohno T., Mori M. et al. : Distribution of body weight, blood insulin and lipid levels in the SMXA recombinant inbred strains and QTL analysis. *Exp Anim* 2000 ; 49 ; 217-224.
15) Kobayashi M., Io F., Horio F. et al. : SMXA-5 mouse as a diabetic model susceptible to feeding a high-fat diet. *Biosci Biochem Biotech* 2004 ; 68 ; 226-230.
16) Kobayashi M., Ohno T., Horio F. et al. : Combinations of nondiabetic parental geniomes elicit impaired glucose tolerance in mouse SMXA- recombinant inbred strains. *Diabetes* 2003 ; 52 ; 180-186.

第7章 遺伝子機能に基づく疾患モデルマウスの開発
―ENUミュータジェネシスによる生活習慣病モデルマウスの開発―

若菜 茂晴＊

1. はじめに

　ゲノム科学の発展によりヒト，マウスをはじめ多くの生物種において全ゲノム情報の解読が急速なスピードで進んでいる。その結果，哺乳動物のタンパク質をコードする遺伝子の総数がおよそ2万であることが明らかになった。この事実は，当初の予想されていた10万よりはるかに少ない遺伝子数しかなかったということにおいて重要なのではなく，研究対象とすべき全遺伝子の役者が揃ったという意味において，生命科学に大きなインパクトを与えた。これまで一般的な動物実験では，特定の遺伝子のみを対象に機能を明らかにし，閉ざされた解析系の中で特定の生命現象を理解しようとするものがほとんどであった。しかし，生命現象は多数の遺伝子が働いており，それらの全体を解明することが研究の最終ゴールである。今日，世界的な潮流として，ある生命現象に関与する全遺伝子の働きを，より俯瞰的に理解したいという欲求が研究者の中に芽生えはじめており，いわば生命をシステムとして包括的に理解しようという流れがある。しかし現時点において，それらの手段として $in\ vitro$ や $in\ silico$ の実験系のみでシステムとしての生命の全体像を捉えることは困難であり，個体レベル（$in\ vivo$）での遺伝子の機能を体系的かつ網羅的に解析していく実験系を確立することが重要であると考える。

　これまで個体レベルの生命の高次機能の解明を目指す基礎生物学研究では，さまざまなモデル動物の変異体を解析することで大きな成果をあげてきた。特

＊理化学研究所ゲノム科学総合研究センター

に，ヒトとの遺伝的相同性が高く，変異体の開発・解析の基盤が整っているマウスは，生命科学の根幹を担う代替困難なモデル動物である。これまでに多くのマウス変異体が開発されてきたが，これら変異体で解析可能なのはマウスで発現している全遺伝子の一部にすぎず，多くの遺伝子機能解析を行っていく上での研究対象となるマウス変異体リソースの必要性が叫ばれてきた。このような背景のもと，体系的にマウス変異体リソースを開発し，それらを用いて網羅的なゲノム機能の解析を行っていこうとする大規模プロジェクトが相次いで立ち上がっている。そのうちの一つが，化学変異原 ENU を用いて興味深い表現型を示すマウス変異体を体系的に開発する，ENU ミュータジェネシスプロジェクトである。本章では，体系的な遺伝子機能に基づく疾患モデルマウス開発の手段として ENU ミュータジェネシスの特色と方法論について解説し，さらに糖尿病を例に，生活習慣病ヒト疾患モデルの開発状況について紹介する。

2．遺伝子優先と表現型優先

マウス変異体を作製して遺伝子と表現型の関係を研究する方法は，大きく二つに分けることができる。一つは特定の遺伝子を欠損・導入・変異させた個体を作製し，その後で変異体の表現型解析を行う遺伝子優先（gene-driven）アプローチであり，ノックアウトマウスやトランスジェニックマウスの表現型解析がその典型例である。もう一つは，表現型優先（phenotype-driven）アプローチで，この方法ではX線照射や化学変異原などでランダムに変異誘導した変異体で興味ある表現型を先に検出し，その後で表現型異常を引き起こす原因となった遺伝子の同定を行う。遺伝子優先アプローチでは，変異遺伝子が最初から明らかであるため，変異体で何らかの表現型異常がみられた場合，遺伝子の変異と表現型の関連づけが容易という利点がある。一方，表現型優先アプローチでは，表現型さえ明確であれば仮説や前提なしに原因遺伝子に到達できるため，既知の遺伝子に限らず，ゲノム上のすべての変異を対象にできるという利点がある。線虫やショウジョウバエなどゲノムサイズの小さい生物では，遺伝

子優先と表現型優先の両方のアプローチを行い，お互いの利点を生かした効果的な遺伝子機能解析が実施されてきた。それに対して，マウスのようにゲノムサイズの大きな生物では，興味深い表現型異常を示す変異体を見つけだしても，その原因遺伝子を単離することは非常に困難であったため，ごく一部の自然発症変異体の解析を除いて，表現型優先アプローチはほとんど採用されてこなかった。しかし，近年のゲノム情報の整備と解析技術の進歩によって，染色体の位置情報をもとに変異遺伝子のクローニングを行う，いわゆるポジショナルクローニングが比較的容易になり，マウスにおいても表現型優先アプローチに基づく遺伝子の機能解析が現実的なものとなりはじめた。

3．ENU ミュータジェネシス

このような流れを受け，1990年代後半から2000年初頭にかけて，化学変異原 ENU（N-ethyl-N-nitrosourea）を用いた大規模なマウス変異体開発プロジェクトが，イギリス，ドイツ，アメリカなどにおいて開始された。わが国においても，1999年より理化学研究所ゲノム科学総合研究センターにおいて同様のプロジェクトが開始された。これらのプロジェクトは主に表現型優先アプローチに基づくもので，ENU を用いてマウスのゲノム上にランダムに突然変異を誘発し，突然変異を誘発された個体の中から興味深い表現型を示す変異体を検出・確立することにより，表現型異常を引き起こす原因遺伝子を同定することを目的としている。

ENU はアルキル化剤の一種であり，ゲノム上にランダムかつ高頻度に点突然変異を引き起こす化学変異原である。ENU の化学変異原としての最大の特徴はその変異誘発頻度の高さであり，毛色関連遺伝子などの特定遺伝子座に焦点を当てた特定座位法による変異率の推定によると，ENU によって特定の遺伝子座に機能異常を伴う点突然変異が誘発される確率は $6 \sim 15 \times 10^{-4}$/遺伝子座/配偶子となっている[1,2]。これは自然突然変異率の100〜1,000倍高い確率であり，ENU を投与された雄から得られた700〜1,000個体の子孫に平均1個体

の頻度で特定遺伝子座位の変異に起因する表現型異常個体が得られる計算になる。また，アミノ酸置換を伴わない点突然変異も含めて誘発される変異の数は，ENUを投与された雄から得られた子孫1匹あたり1,500〜3,000個（0.5〜1.0 Mbpに平均1個）と推定されている[3]。ENUのもう一つの特徴は，この変異原によって引き起こされる変異が点突然変異であり，ノックアウトマウスなどで多くみられる遺伝子の機能欠失だけでなく，部分的な機能低下型，機能獲得型，ドミナントネガティブ型などさまざまな変異を得られることである。このように，一つの遺伝子座に関してタイプの異なるさまざまなアリルを解析することによって，遺伝子の各ドメインの機能や遺伝子間の相互作用など，遺伝子機能の複数の側面についての解析が可能となる。また，ENUで最も多く得られる変異は部分的な機能低下型であり，ヒト疾患の多くも遺伝子の完全な機能欠失より部分的な機能低下によって生じるものが多いことから，ヒト疾患モデルの作製にも適した方法であると考えられる。

4．ENUミュータジェネシスによるマウス変異体の開発

ENUミュータジェネシスによる突然変異体の開発と原因遺伝子の同定は，以下のような手順で進められる（図7-1）。

（1）ENUミュータジェネシス

ENUによる突然変異の誘発は，8〜10週齢の雄マウスにENUを腹腔内投与することによって行う。ENUは高い増殖能をもった減数分裂以前の精原細胞に対して最も強い作用をもっている。ENU処理によって雄の各精原細胞に突然変異が固定されれば，1匹の雄を野生型雌と交配することにより，さまざまな突然変異体を得ることができる。一度ENU投与を行った雄マウスは生殖能力が続く限り（約1年）突然変異体を生産できるが，1匹の雄からあまり多くの子孫をとると同じ精原細胞由来の（同じ突然変異をもった）個体が生まれる確率が高まるので，1匹のENU処理雄（G0世代）から50匹程度のG1世代を生

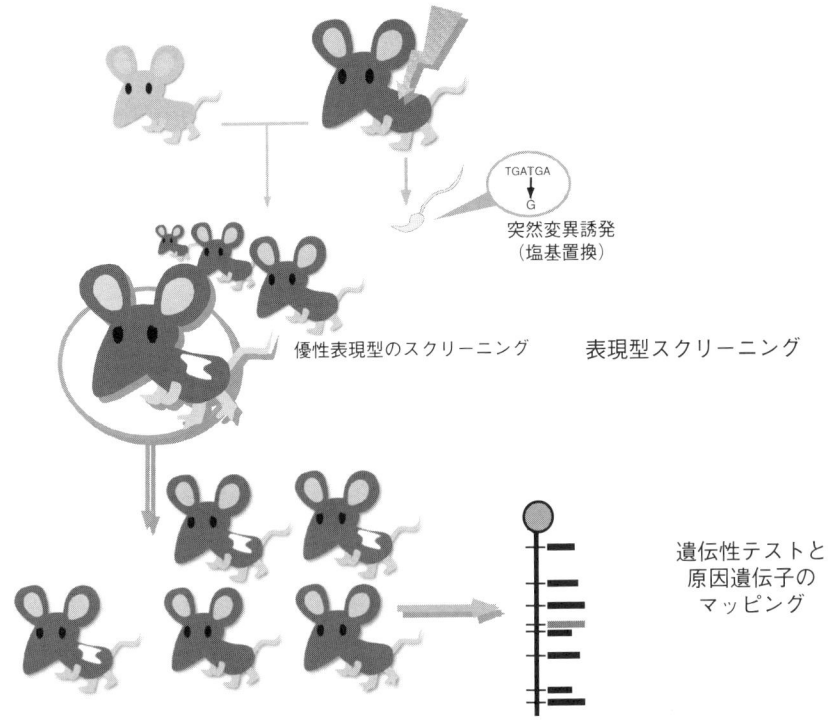

図7-1 ENUミュータジェネシスによるマウス変異体の開発

雄マウスにENUを腹腔内投与して精原細胞に点突然変異を誘発し，その子孫の表現型をスクリーニングすることによって，変異体候補を検出する。変異体候補の子孫の表現型を調べることで表現型異常の遺伝性を確認し，遺伝性が確認された場合は原因遺伝子のマッピングを試みる。

産する。

（2）表現型スクリーニングと遺伝性テスト

各国のプロジェクトでは，ヒト疾患に類似した表現型異常を示すマウス変異体の開発を目的の一つとして掲げており，形態などの可視的形質をはじめ，行動，血液成分などの臨床生化学パラメーター，免疫系，聴覚・視覚などの感覚系，血圧などの生理学的形質，発がん感受性など，1匹のマウスに対して網羅的な表現型スクリーニングが実施される。ENUによって優性の突然変異が生

じた場合，ENU処理雄（G0）を野生型雌と交配して得られたG1世代に表現型の異常が現れるので，G1世代を用いて表現型スクリーニングを実施する。表現型スクリーニングでは，ENUを投与していない野生型の表現型分布からはずれた形質や値（平均値±2.0～3.0SD）を示す個体を突然変異体候補として検出し，突然変異体候補を野生型個体と交配して表現型異常の遺伝性を確認する（遺伝性確認テスト）。変異体候補（G1）を野生型に戻し交配して20～40匹のG2世代を生産し，親と同じ表現型異常が観察された場合にENU由来の変異体と判断する。劣性変異に関しては，G2世代（G1雄×野生型雌）を雄親（G1雄）に戻し交配したG3およびG4世代を用いて表現型スクリーニングを実施し，同じ表現型異常を示す個体が複数観察された場合にENU由来の変異体と判断する。

（3）原因遺伝子の同定

ENU由来の表現型異常を示す変異体が検出・確立されたら，これら変異体を用い遺伝学的手法による連鎖解析によって原因遺伝子のマッピングを行う。ENUミュータジェネシスでは1個体に数多くの点突然変異が誘発されるが，複数の点突然変異が原因で表現型の異常が生じている場合，戻し交配の過程で表現型異常個体は激減する。それゆえ，遺伝性を確認した変異体の表現型異常は，単一遺伝子の点突然変異に起因する可能性が高いと考えられる。連鎖解析の方法についてはほかで解説されているのでここでは省略するが[6]，優性変異で表現型異常の浸透度が100％である場合，G2世代において比較的少数の個体でも原因遺伝子の染色体上の位置を同定することができる。連鎖解析によって原因遺伝子の位置が定まったら，戻し交配による変異体のコンジェニック化と並行してさらに詳細なマップを作製する。同時に，MGI〈http://www.informatics.jax.org/〉やPosMed〈http://omicspace.riken.jp/PosMed/search〉などのゲノムブラウザを用いて，染色体上の位置情報と変異体の表現型から候補遺伝子を絞り込み，最適な候補遺伝子が存在する場合は，ダイレクトシークエンスによって遺伝子内の点突然変異を検索する。連鎖解析による染色体上の位置情報，点

突然変異の存在に加えて，候補遺伝子の機能変化を示す状況証拠から，それが原因遺伝子と推定される．

5. ENU ミュータジェネシスによる生活習慣病モデルマウスの開発

　ENU ミュータジェネシスプロジェクトの多くはヒト疾患と類似した表現型異常を示すマウス変異体の確立を目的としているが，そのうちのターゲットの一つがヒト生活習慣病モデルマウス変異体である．肥満・糖尿病・がんなどのヒト疾患は複数の遺伝子および環境因子によって規定される多因子遺伝を示すため，表現型優先アプローチに基づく生活習慣病関連遺伝子の同定は，比較的困難と考えられてきた．これまでの自然発症モデルマウスでは QTL (quantitative trait locus) 解析により，染色体上の原因遺伝子の領域を絞り込み，遺伝子同定に至ることもあったが，たいていはそれぞれの疾患に寄与する遺伝子の効果が小さく，統計的に有意な領域まで絞り込むことができないばかりか，さらに微細な効果をもつ遺伝子の集合体の結果としてしか捉えきれないことさえあった．しかし，ENU ミュータジェネシスでは単一塩基の突然変異を誘発することによって疾患等の表現型形質への効果の高いアレルを得ることができ，遺伝子同定まで至ることが期待された．

　ENU ミュータジェネシスの最初の成功例として（生活習慣病ではないが）1994年，ノースウエスタン大学の Joseph Takahashi らのグループが日内リズム異常のマウス変異体を開発し[4]，1997年に新規遺伝子 Clock のクローニングに成功した[5]．この成果は，単一遺伝子の点突然変異が哺乳類の高次機能に大きな影響を与える例として衝撃をもって受け入れられ，ENU ミュータジェネシスが生物機能の分子基盤を解明するため，研究手段として有効であることを強烈に印象づけた．

　理化学研究所の ENU ミュータジェネシスプロジェクトでは，体系的，網羅的かつ経過時な表現型スクリーニングを行い，さらに詳細な解析からヒト疾患

モデル候補を選び出すプラットフォームを構築した。マウスの8週齢時の外部形態と行動のチェック項目を含む可視的形質の検査から開始し，血算検査（9週齢），尿検査（10週齢），血液生化学検査（11週齢）を行い，その後加齢性の表現型スクリーニングとして，血圧（17週齢），眼底（30週齢以降）などの検査を実施する。さらに晩期時に血算検査（52週齢），血液生化学検査（54週齢）を再度行い，最終的には78週齢で詳細な剖検を行って発がんの有無，骨密度などを検査して生活習慣病モデル候補を選び出す[6]。これら一次スクリーニングで異常が検出されたマウスに対しては，さらに詳細な二次スクリーニングのシステムも構築される。例えば，糖尿病モデルマウス検出の一次スクリーニングは11週齢時の血液生化学検査であり，系統，雌雄どちらにおいても平均値＋3SD以上の"随時血糖200mg/dL以上"を示した場合，その個体を高血糖個体と判定する。一次スクリーニングの結果高血糖であったマウスは1～2週間後に再検査され，さらにHbA1cを測定する。高血糖が再現したマウス，またはHbA1c高値のマウスを選抜して交配し，産仔に高血糖個体が検出できた場合，高血糖系統と判定する。これら産仔はさらにOGTTならびにITTを行い，耐糖能，インスリン分泌能，インスリン抵抗性について検査する。なお一次スクリーニングでは正常値を示すものであっても，その後飼育中に多尿や肥満などの異常を示したマウスに対して，適宜血糖値ならびにHbA1c測定を実施し，高血糖と判断された場合，同様の手順を経て糖尿病モデルマウスの候補として選び出す。

6．ENUミュータジェネシスによる糖尿病モデルマウスの開発

これまで，新たな糖尿病モデルマウスの作出を目的として，約12,000匹のG1マウスをスクリーニングし，表現型の遺伝性を確認することにより18系統の高血糖マウスを見出した。その中から原因遺伝子が同定されたグルコキナーゼ遺伝子（*Gck*）変異マウスについて概説する[7]。

グルコキナーゼは，解糖系のグルコースのリン酸化を触媒するヘキソキナーゼの一種であり，2種の第一エクソンが存在し，それぞれが膵β細胞ならび

に肝細胞特異的に発現し機能している。β細胞では血中グルコース濃度を感知してインスリン分泌を調節するグルコースセンサーとして機能し、肝臓ではグルコースの取り込みやグリコーゲンの合成を調節することが知られている。グルコキナーゼの機能喪失/低下型変異により起こる疾患として、優性の遺伝形式をとる若年発症成人型糖尿病（maturity-onset diabetes of the young, type2 ; MODY2）および劣性の遺伝形式をとる永続的新生児糖尿病（permanent neonatal diabetes mellitus ; PNDM）が知られている。

我々のプロジェクトで見出された高血糖系統において全ゲノムマッピングを実施した結果、8系統においてグルコキナーゼ遺伝子が存在するChr11上に変異がマップされたため、これら変異マウスのゲノムDNA上で同遺伝子の全エクソンについてシークエンシングを実施したところ、すべての系統において変異が検出された。表現型が類似していた他の4系統についても同様にシークエンシングにより*Gck*に変異が同定され、合計11種類のグルコキナーゼ遺伝子に変異を有する系統が見出された（表7-1）。グルコキナーゼは10エクソンからなるが、肝臓特異的エクソン1、エクソン2以外の全エクソンに変異が誘発されていた。変異のタイプも多様で、1系統はβ細胞特異的エクソン1のスプ

表7-1　グルコキナーゼ遺伝子（*Gck*）変異マウス11系統の変異パターン（文献7より抜粋）

変異系統名	founder性別	founder随時血糖(mg/dL)	founder HbA1c(%)	変異の位置	塩基対の変異	アミノ酸の変異	変異のタイプ
M-210	♂	287	8.0	exon1β	g→t	IVS1A+1G→T*	β-cell特異的exon1 donor siteの変異
M-392	♀	246	6.4	exon5	g→a	Val182Met*	ミスセンス変異
M-272	♀	205	6.4	exon6	t→g	Met224Arg	ミスセンス変異
M-341	♂	270	7.5	exon6	g→a	Cys220Tyr	ミスセンス変異
M-735	♀	244	7.8	exon6	c→t	Thr206Met*	ミスセンス変異
M-236	♀	219	6.1	exon7	a→g	Thr228Ala*	ミスセンス変異
M-552	♀	199	6.4	exon10	c→a	Phe419Leu	ミスセンス変異
M-475	♀	227	6.0	exon7	c→a	Tyr273stop	ナンセンス変異
M-702	♀	260	4.7	exon9	c→t	Arg345stop	ナンセンス変異
M-149	♂	289	8.0	exon3	c→a	IVS3-3C→A	exon3 acceptor siteの変異
M-553	♂	369	7.6	exon8	t→c	IVS8+2T→C	exon8 donor siteの変異

＊変異の位置、アミノ酸変異がヒトMODY2 patientと一致する。　　（IVS: intervening sequence）

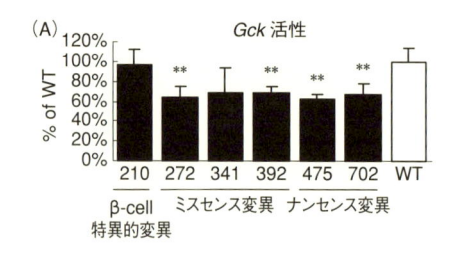

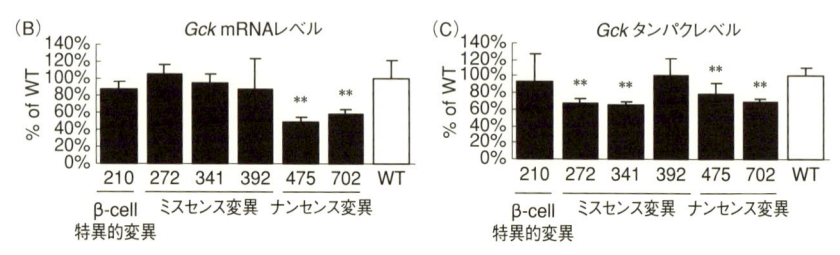

図7-2 ENU ミュータジェネシスによる糖尿病マウス（*Gck* 変異体）6系統における肝臓 *Gck* 活性，mRNA レベル，タンパクレベル[7]

野生型（WT）の平均値を100％として表示。Error bar=SD，** $p < 0.01$

(A) 肝 *Gck* 活性
(B) real-time RT-PCR による mRNA レベルの解析。ナンセンス変異 M-475，M-702系統でほぼ半減している。
(C) immunoblotting のシグナル強度から算出した *Gck* タンパクレベル。ナンセンス変異2系統と，ミスセンス変異系統のうち，M-272，M-341のみが有意に低下している。

ライシングドナー部位に，ほか10系統はβ細胞および肝臓の両タイプに共通なエクソンにミスセンス変異，ナンセンス変異，スプライシングドナー/アクセプター変異が誘発されていた。なお注目すべき点として，4系統はヒト MODY 2 患者で報告されている変異と部位，変異したアミノ酸ともに完全に同一であることがあげられる。このような多様な変異はグルコキナーゼの発現や機能にさまざまな影響を与えることが予想され，6系統（β細胞特異的変異1，ミスセンス変異3，ナンセンス変異2）を用い，ヘテロ変異マウスの肝臓におけるグルコキナーゼの酵素活性，mRNA およびタンパクレベルを測定した。β細胞特異的変異系統では肝臓におけるグルコキナーゼは mRNA およびタンパクレベル，活性いずれにおいても野生型コントロールとの差はなく，変異の影響は認めら

れなかった。ナンセンス変異2系統ではmRNAの発現レベルがほぼ半減していたことから、これら2系統では、nonsense-mediated decay（NMD）機構が働いている可能性が示唆された。ミスセンス変異3系統ではいずれもmRNAレベルは正常であったが、興味深いことに、2系統ではタンパクレベルに有意な低下がみられ、変異によりタンパクの不安定性が増したことが示唆されたの

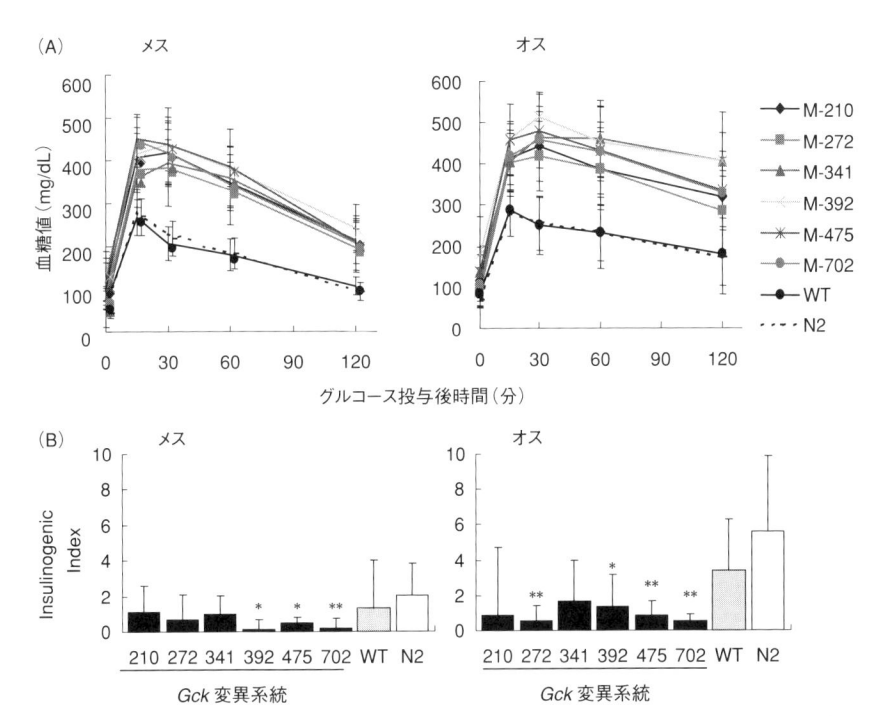

図7-3 ENUミュータジェネシスによる糖尿病マウス（Gck変異体）の表現型[7]

ヘテロ変異6系統は明らかな耐糖能不良とグルコース応答性のインスリン分泌不全を呈し、M-210系統ホモ変異マウスは生後間もなく重篤な高血糖、発育不全、脂肪肝を呈する。

(A) OGTT時の血糖値。Gckヘテロ変異マウスは糖負荷後15～120分でWTと比較して明らかに高血糖であった。

(B) Insulinogenic index。Gckヘテロ変異マウスはグルコース応答性のインスリン分泌能が低下していた。統計解析はt検定により行った。WTとのStudent's t-testにおいて、$^{*}p<0.05$, $^{**}p<0.01$。Insulinogenic indexは下記の式により算出：

$$\frac{(T=15インスリン値)-(T=0インスリン値)}{(T=15血糖値)-(T=0血糖値)}$$

に対し，ほか1系統ではタンパクレベルは正常であった。さらに上記6系統のヘテロ変異マウスにおいてOGTTを実施したところ，全系統において糖負荷後15〜120分で明らかに血糖値が高く，これら Gck 変異マウスではヒトMODY2患者と同様に，グルコース応答性のインスリン分泌能が低下していることが確認できた。

7. おわりに

ENU ミュータジェネシスによるヒト生活習慣病モデルマウスの開発を糖尿病モデルの作製を例にあげて解説した。ENU ミュータジェネシスでは本章のように特定のスクリーニングにより一つの遺伝子に多くのアレルが生じ，遺伝子機能について多角的に研究することが可能である。今後，食品機能の検査系マウスとして，ENU ミュータジェネシスにより開発されたヒト生活習慣病モデルが利用され，さらに高脂肪食などの環境負荷をかけた状態における解析等により，多様な食品機能研究のリソースとして利用されることを望んでやまない。

なお，本プロジェクトは城石俊彦プロジェクタディレクター，野田哲生チームリーダーの指導の下約80名のスタッフによって遂行されている。特に糖尿病モデルマウスの開発研究は，井上麻紀研究員の成果であることを記しておく。

◆文　献◆

1) Russell WL et al.: *Proc Natl Acad Sci* USA 1979 ; 76 ; 5818-5819.
2) Hitotsumachi S et al.: *Proc Natl Acad Sci* USA 1985 ; 82 ; 6619-6621.
3) Sakuraba Y et al.: *Biochem Biophys Res Commun* 2005 ; 336 ; 609-616.
4) Vitaterna MH et al.: *Science* 1994 ; 264 ; 719-725.
5) King DP et al.: *Cell* 1997 ; 89 ; 641-653.
6) 理化学研究所ゲノム科学総合研究センターゲノム機能情報研究グループ編：細胞工学別冊実験プロトコールシリーズ　マウス表現型解析プロトコール，秀潤社，2006.
7) Inoue M et al.: *Hum Mol Genet* 2004 ; 13 ; 1147-1157.

第4編
食品の生理機能評価を可能にする新たな評価用ツールの開発

第8章
迅速・簡便測定を可能にするDNAチップの開発
木下 健司

第9章
分子認識光固定化法を用いた抗体チップの開発
星野 文彦

終 章
食品の生理機能評価の新展開と将来展望
大澤 俊彦

第8章 迅速・簡便測定を可能にする DNA チップの開発

木下 健司[*]

要　旨

　現在，テーラーメイド医療を目指した網羅的 DNA マイクロアレイ（カタログアレイ）を用いた遺伝子の発現解析など，さまざまな研究が医療分野の大学・研究機関で盛んに行われている。DNA マイクロアレイは平板状のデバイス担体に多種類の合成オリゴ DNA 断片(25〜80塩基鎖)をスポット固定したもので，生体細胞中に発現した多種類の遺伝子 (mRNA) を同時に測定できるバイオツールである。しかし，DNA マイクロアレイはそれ自身が高価である上に，データ解析するためにはレーザースキャナー等の高価な専用機器が必要であるため，基礎生物学・食品衛生学・微生物学を専門とする研究者にとってはハードルの高いものである。

　本章では，DNA チップに関する緒言ならびに種々の問題点を記述し，生体適合性に優れた表面処理を施した DNA チップ用基板 S–BIO® PrimeSurface®（住友ベークライト社製），ならびに表面に固定したオリゴ DNA を DNA 複製酵素（ポリメラーゼ），または逆転写酵素（RT）を働かせ，細胞中の DNA または RNA を鋳型に伸張反応させて高感度に検出する MPEX (Multiple Primer EXtension) 法を応用した遺伝子検査の迅速・簡便測定に関する技術的な視点を中心に DNA チップの開発について紹介する。

---

[*]武庫川女子大学薬学部健康生命薬科学科ゲノム機能解析学講座

1. はじめに

1990年から始まった世界的規模のヒトゲノムプロジェクトは，1953年のDNAの二重らせん構造の発見から50周年となる2003年4月に，約30億塩基対のヒトゲノム全遺伝子配列の解明という成果をもたらした。遺伝子解析や遺伝子診断などの分子生物学的解析技術発展は目覚ましく，その成果を個人の遺伝子診断に生かして，さまざまな疾患の治療法をより効果的に行う，いわゆるテーラーメイド医療（個人化医療）の時代到来が議論されている。近年，医薬品副作用の低減という観点から薬剤応答性，QOL向上を目的とした自己免疫，生活習慣病，がんなど疾患共通または特有な遺伝要因の解明，ならびに疾患感受性遺伝子の階層化などの研究が進み，さらには，これらを的確に遺伝子診断できる遺伝子多型マーカー（SNP，マイクロサテライト）の迅速な探索方法と，それらを利用した遺伝子診断評価方法のニーズが急速に高まっている。このSNPを含む遺伝子多型解析は，テーラーメイド医療の根拠を提供する基盤である。その中でもDNAチップは，テーラーメイド医療の遺伝子診断の必須ツールとされている。このマイクロアレイ化された診断チップは，病態・病因の正確な診断や薬剤応答の予測ツールとして臨床現場でベッドサイドの診断に活用され，大きな市場を形成すると予想されている。ところが，SNP解析の一手段であるDNAチップは特異性・選択性が低く，低感度で再現性が低い点も指摘され，臨床検査用としてはまだ見通しが立っていない。このような状況から，遺伝子解析の加速化・簡便化には日本独自に設計・開発されたDNAチップシステムを安価・大量供給することが羨望されている。さらに，DNAチップ技術は，食料品の品種改良，産地特定，遺伝子操作作物およびアレルギー関連の特定原材料の確定検査，食中毒原因菌となる細菌の同定検査，環境ホルモン関連物質の生態への影響検査などに応用展開される可能性がある。

2. 網羅的 DNA マイクロアレイ（カタログアレイ）とは

　網羅的 DNA マイクロアレイ（DNA チップ）とは，スライドガラスまたはシリコン基板上にゲノム DNA の部分配列から設計されたオリゴ DNA を高密度（数万から数十万スポット）に配置し固定したものである。DNA マイクロアレイは 2 種類のタイプに大別できる。

　1991 年に Affymetrix 社 Stephen P. A. Fodor とデューク大学，スタンフォード大学の研究者たちが開発したフォトリソグラフ法によって，基板上に DNA 合成する技術を応用した GeneChip[®1)]は数十万個の 25mer のオリゴヌクレオチドプローブをフォトリソグラフィーと固相反応化学技術により基板上に直接合成して作成される。このオリゴヌクレオチドは，コンピュータを用いてゲノム遺伝子の特異的な塩基配列が機能的にデザインされている。

　一方，スタンフォード型と呼ばれる，アレイ技術の飛躍的な進歩の原因となったスタンフォード大学の P. O. Brown らが開発した機器（スポッターおよびスキャナー）により，1 万種以上の cDNA ライブラリーを 1 枚のスライドガラスに結合したマイクロアレイの作成が可能となった[2,3)]。

　この網羅的 DNA マイクロアレイを用いることにより，数万から数十万の遺伝子発現を一度に調べることが可能である。例えば，ヒトの遺伝子数は 22,000 個といわれているが，これらのすべての遺伝子断片が一つのガラス基板上に固定されており，この遺伝子断片（プローブ）と，ヒトの細胞から抽出した mRNA（メッセンジャー RNA）を逆転写酵素で cDNA に変換したもの（ターゲット）とをハイブリダイゼーションした後，レーザースキャナーでスポットの蛍光強度を読み取ることによって，ヒト細胞内で発現している遺伝子情報を網羅的に検出することが可能である。

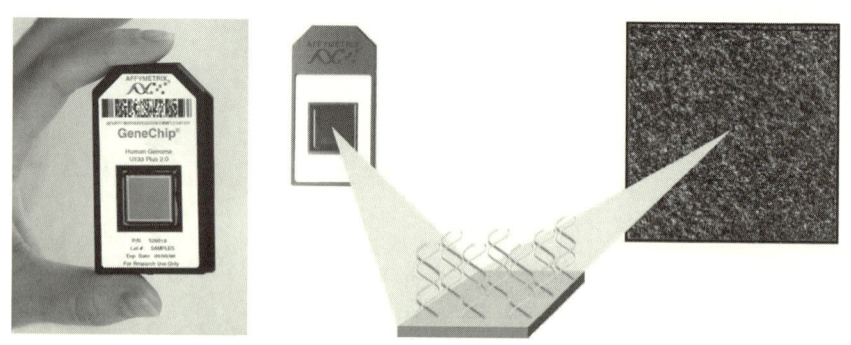

図8-1 Affymetrix GeneChip® Human Genome U133 Plus 2.0 Array

3. 網羅的DNAマイクロアレイ（カタログアレイ）の特徴

(1) GeneChip（Affymetrix社製）

GeneChip®（図8-1）は数十万個の20～25merのオリゴヌクレオチドプローブをフォトリソグラフィーと固相反応化学技術により，基板上に直接合成することにより作成されたDNAマイクロアレイである。このオリゴヌクレオチドは，コンピュータを用いてゲノム遺伝子上の特異的な塩基配列の位置や長さなどがデザインされている。ある特定の遺伝子と完全に相補的なプローブのパーフェクトマッチ（PM）とミスマッチ（MM）と呼ばれる非特異的な塩基配列のプローブを複数個基板上に配置し，この非特異的なクロスハイブリダイゼーションの定量値をシグナル値から換算して統計的に遺伝子発現量を算出できることが大きな特徴である。

(2) スタンフォード型の網羅的DNAマイクロアレイ（カタログアレイ）

スタンフォード型のDNAマイクロアレイは，クローン技術またはPCR増幅により調製されたcDNA断片を数十～数百μMの大きさで，スポッターを用いてスライドガラス上にアレイ化して作成される（図8-2）。スポット方法にはピ

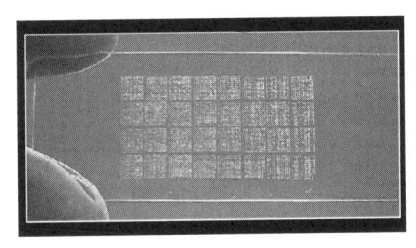

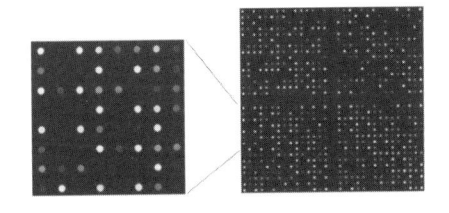

第8章 迅速・簡便測定を可能にするDNAチップの開発 *147*

図8-2 スタンフォード型DNAマイクロアレイ

ン先端のスライドガラス担体への機械的な接触によるピン方式，インクジェットプリンタの原理を利用したインクジェット方式，スポッター内に加熱によって泡を生じさせ，その圧力を利用してDNAサンプルを噴出させるバブルジェット方式，毛細管によるキャピラリー方式などがある。近年は，コンピュータ上で遺伝子の特異的な配列をデザインした30～60merの合成オリゴヌクレオチドを高密度に配置（アレイ化）したタイプが主流となっている。

スタンフォード型のカタログアレイの代表的なものとして，DNAチップ研究所のAceGene® Premium，Agilent technologies社のDNAマイクロアレイなどがある。このマイクロアレイを利用する場合一般的には2種類の異なるサンプルからmRNAを抽出し，逆転写によって合成したcDNAを，それぞれ異なる蛍光色素(Cy3, Cy5)で標識することによってターゲットを調製する。この二つの試料をガラス基板上で競合的にプローブとハイブリダイゼーションした後，スキャナー装置で蛍光検出することで細胞内の相対的遺伝子発現量がわかる。

4．網羅的DNAマイクロアレイ（カタログアレイ）の問題点

DNAマイクロアレイとは，ガラスなどの基板上に数千から数万種類のオリゴDNA(プローブDNA)を搭載したデバイスであり，標識化したターゲットDNA（あるいはRNA）とのハイブリダイゼーションにより，多項目を同時検出することができる。その特徴を生かし，遺伝子発現解析，SNP（一塩基多型）解析などに応用されているが，臨床用途への普及には，コスト，迅速性，信頼性，

簡便性などの点で不十分であり，クリアすべき課題が多い。このような状況下でDNAマイクロアレイを普及させるための課題としては，第一にコストの低減化があげられる。一般的にDNAマイクロアレイは1枚あたりの価格が高いもので数十万円，安価なものでも数万円かかる。その上，解析には，1台1,000万円以上もするマイクロアレイスキャナー等の装置が必要となるなど，初期投資にコストがかかるなどの問題が多く残されている。このことがDNAマイクロアレイの市場拡大をさまたげ，その結果としてコストが下がらないという悪循環を起こしている。

5．DNAマイクロアレイの医療応用分野

（1）予後予測診断

DNAマイクロアレイの応用分野として，病態・病因の正確な診断や薬剤応答の遺伝子診断予測ツールとして臨床現場で活用に期待が寄せられている。例えば，がん，心筋梗塞，脳卒中などの疾患を予防するために，発病のしやすさを遺伝子レベルで予測することである。遺伝的素因および環境因子・生活習慣が関与しているので技術的には難易度が高いが，DNAチップがその解析能力を最もよく発揮できる分野と考えられる。上記の診断目的に応じてDNAチップ上の解析対象がゲノム解析（DNA）となるか，発現解析（mRNA）となるか分かれてくる。

（2）末梢血検診

末梢血液の中に現れる免疫系細胞の発現活性を分析する血球シグナチャー解析には，大きな期待がもたれている。免疫系の攪乱により起こる自己免疫疾患（リウマチ，クローン病，多発性硬化症，ベーチェット病など）や慢性肝炎を例にとり，末梢血細胞（特に白血球）の遺伝子発現プロファイルを調べて治療法の適否判断に役立て，さらに治療経過をモニタリングする技術の開発が望まれて

いる。末梢血検診の実用性を考慮すると全血状態のまま mRNA を取り出して分析して，その中から病変や予後に関する情報を実際に取り出すことが求められる。今後，データ精度の高い診断チップ，バイオインフォマティックス解折，統合的な臨床情報など実現に向けては多くの課題が残されている。

（3）感染症迅速診断

一方，病原菌検査では患者の尿，喀痰などの排泄物や血液中の細菌ゲノム DNA を分析する。感染症を発症している患者に対して感染微生物の遺伝子同定検査では数時間内という迅速な診断が要求されることになる。このためには迅速でかつ誤診のない結果判定が求められる。DNA マイクロアレイによりデータを得るにはサンプルからターゲットの抽出と蛍光ラベル標識，ターゲットの効率的かつ厳密性の高いハイブリダイゼーション，そしてハイブリシグナルの高感度検出が必要となる。しかし，現状の DNA チップ技術を応用した診断用チップは，アレイ自体やその標識のコストが高く，感度精度が不十分である。

6．DNA マイクロアレイ関連技術

（1）マイクロアレイ基板

現在，数十万スポット遺伝子断片を搭載した網羅的 DNA マイクロアレイ（カタログアレイ）は，高密度化できるオンチップフォトリフグラフィー法が主力となっている。数十から数百スポット搭載の診断用のフォーカストアレイの観点でみると，オンチップ合成法よりもインクジェット，またはピンスポッターによるスポット法が，コストメリットが大きいと考えられている。現実のスポット技術の問題点はスポット液量のばらつきと，スポットしたオリゴの低い固定率である。この結果，DNA プローブの固定量を一定化するのが難しく，サンプルとレファレンス間の 2 色競合ハイブリを行わざるを得ないことがスポット型の遺伝子発現解析マイクロアレイの問題点とされている（図8-3）。

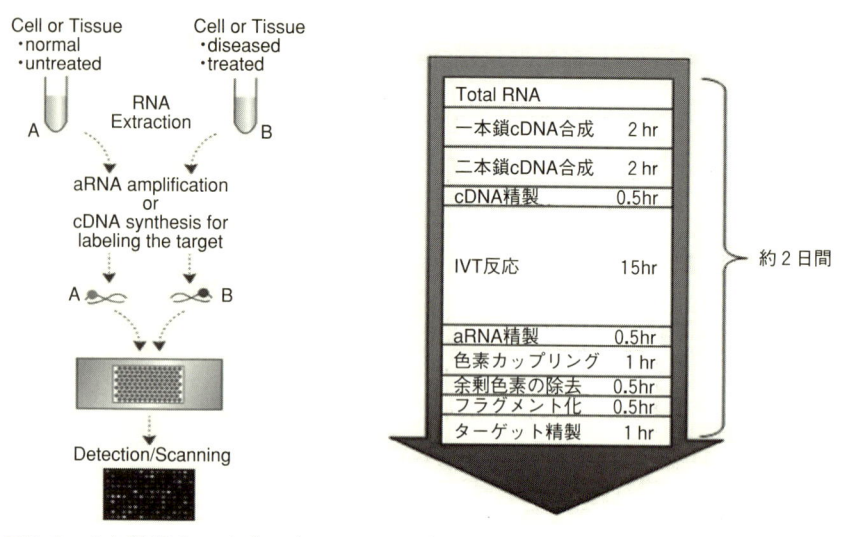

図8-3　2色法競合ハイブリダイゼーション（Ambion 社ホームページ）とターゲット調整

（2）ターゲット調整

　ハイブリダイゼーションターゲットを作製する場合，市販の aRNA 増幅キットを用い，二本鎖 cDNA の合成，IVT (*in vitro* transcription) 反応，およびターゲット調整の各段階において，反応条件の最適化が図られているが，IVT 反応にかかる時間が非常に長く，そのために，全実験工程を終了するのに最短でも2日を要する（図8-3）。

（3）ハイブリダイゼーション

　DNA マイクロアレイで信頼性が高く再現性のよいデータを得る，あるいは低発現領域で正確な発現変化を観測するためには，ハイブリダイゼーションの感度・再現性の向上が必須である。DNA マイクロアレイでは，低濃度ターゲットの長時間ハイブリダイゼーションとなるが，結果としてバックグラウンドの小さい質のよいデータを得るためには，さまざまな溶液攪拌系に対応した市販のハイブリダイゼーション装置を用いたほうが，データの再現性・信頼性も高

い。特に，μTAS（マイクロ流路）など一体型のデバイス開発の進展は，反応体積の少量化による必要サンプル量の低減やハイブリダイゼーションの均一化，これに伴う再現性の向上が期待される。今後，ハイブリダイゼーションの自動化・簡易操作化を求めるとともに，ハイブリダイゼーション反応時にターゲット溶液を攪拌・洗浄する機能を十分に行える機構を付加し，均一性再現性を向上することが必要である。

（4）蛍光検出技術

ターゲット DNA を蛍光物質で標識する蛍光検出法は，現在のところ最も信頼性が高い。共焦点レーザ光学によるスキャニング型と冷却 CCD カメラを使った非共焦点読取型があるが，チップ用に特化した安価で感度も高い装置の開発が各社で進められている。現在，蛍光標識の主流である Cy 色素はそのコストが高いこと，また Cy 色素が退色しやすいことが問題となっている。

（5）システム化技術

診断チップとして大量に使用されるためには低コスト化かつ簡易操作であること，さらには，自動化によるハイスループットな計測が最終的には求められる。最終目的としては，DNA チップ検査諸行程の連結自動化であり，マイクロ流路化してベッドサイドでも遺伝子検査可能なコンパクトな処理システムへの集積化が望まれるであろう。

7．プラスチック製 DNA チップ基板の開発

「S-BIO® PrimeSurface®」（住友ベークライト㈱社製）は，生体適合性に優れた特殊表面処理技術により，プラスチック基板上で生体内関連物質の酵素反応に適した環境を提供する，画期的なプラスチック製バイオチップデバイス製品である。付け加えるに，核酸，たんぱく質，高分子多糖などの生体成分に対し非常に適合性が高く，かつ非特異な物理的・化学的吸着を阻害する特徴を有し

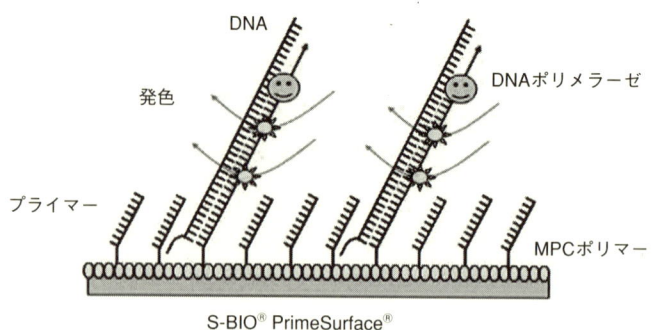

図8-4 MPEX (Multiple Primer EXtension) 法

ているユニークなデバイスである。この生体適合性の高い親水性ポリマーで表面処理したプラスチック基板は，DNA，抗体，たんぱくなどのマイクロアレイ担体として注目されている[4]。その画期的な基板表面に固定したオリゴDNAにDNA複製酵素（ポリメラーゼ）[注1]または逆転写酵素（RT）を働かせ，細胞中のDNAまたはRNAを鋳型に伸張反応させて，高感度に検出するMPEX法（図8-4）が見出された。そのMPEX法の基本原理はゲノム関連の専門学術雑誌Nucleic Acid Researchにも報告された[5]。住友ベークライトバイオが開発した親水性に非常に優れたDNAマイクロアレイ用プラスチック基板を使用したDNA伸長・増幅するMPEX法は，広範囲なダイナミックレンジと一般的なDNAチップの約100倍以上の検出感度が期待できる。さらに，DNA抽出から遺伝子情報取得まで数時間で終了する超ハイスループットのベッドサイド，診療所レベルでの遺伝子検査の可能性が追求されている。簡便な操作で遺伝子解析できることから，一体型の全自動遺伝子解析システム機器開発が期待できる。総合的に，従来法に比べ大幅なコスト削減の実現も可能であろう。

注1) DNA複製酵素（ポリメラーゼ）：DNAポリメラーゼは1本鎖の核酸を鋳型として，それに相補的な塩基配列をもつDNA鎖を合成する酵素の総称である。これらの酵素は，一部のウイルスを除くすべての生物に幅広く存在する。その耐熱性酵素を応用した例として，PCR（polymerase chain reaction：ポリメラーゼ連鎖反応）が挙げられる。PCRは，DNA増幅の最も一般的な方法で，鋳型DNA断片に結合する短い合成DNA断片（プライマー：20塩基鎖前後）と酵素合成試

薬等を混合し，精密な温度制御のもとで反応を行うことにより，DNA分子を数十万～数百万倍に増幅する技術である。

8．MPEX法の可能性

S-BIO® PrimeSurface®基板表面上に固定化したオリゴDNAとそれに反応するゲノムDNA等が，DNAポリメラーゼで効果的に増幅できることを発見し，その原理を応用した高感度遺伝子検出法（MPEX）の研究開発に成功した（図8-5）。MPEX法は，固定化DNAの熱安定性に優れた本プラスチック基板を使用しており，また，DNAポリメラーゼによる酵素反応性が非常に高いことを特徴としたテクノロジーである。したがって，MPEX法を応用したDNAマイクロアレイは，従来品の100倍以上の検出感度を有し，PCR法と同様，理論的には細胞1個からDNAの増幅・検出ができる。

生体細胞から抽出した遺伝子を簡便な前処理を施した後，反応・検出・定量まで3時間以内という遺伝子検査のハイスループット化が可能となることが予

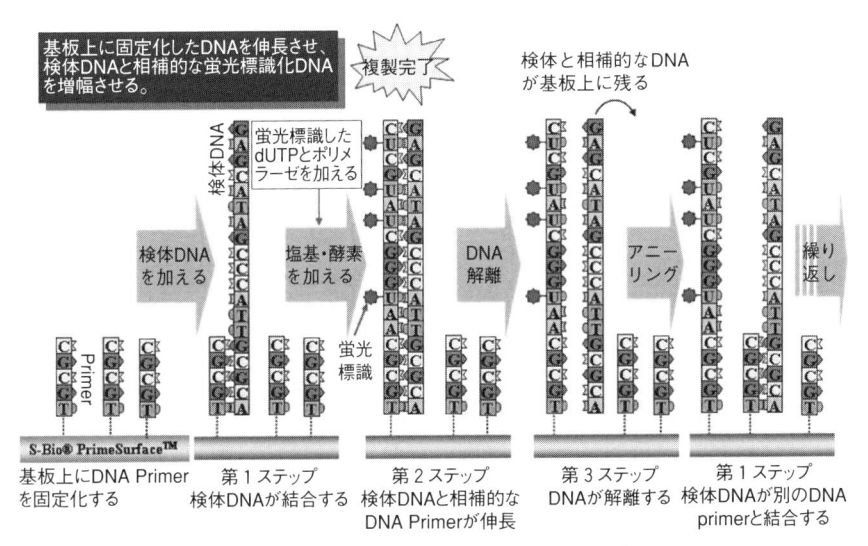

図8-5　MPEX（Multiple Primer EXtension）法の原理

想される。このように，従来型 DNA マイクロアレイが抱える種々の問題点（経済性，検出感度，簡便性など）を解決した遺伝子診断検査システムが構築できるので，ファーマコジェノミクス，ゲノム創薬ならびに長期保存可能な DNA ライブラリー作成等に活用が期待される。また，MPEX 法がポリメラーゼの増幅反応を利用した高感度遺伝子検出方法であることから，スポット径次第では，目視判定可能で安価な発色色素が利用でき，CCD カメラまたはフォトスキャナーを利用すると正確な遺伝子定量を可能にするであろう。

9．MPEX 法の実際

（1）放射線治療の副作用リスクを予測するシステムの開発

　従来の遺伝子発現定量用の DNA チップでは，基板に固定された断片に蛍光標識したプローブ DNA がハイブリダイズするかどうかだけでターゲット遺伝子の存在を検出・定量しており，SNP タイピングに応用する場合は一塩基の違いを正確に検出するためにさまざまな工夫が必要とされていた。SNP を指標に副作用の現れ方を予測するには，簡便に SNP をタイピングするシステムが必須となる。従来のハイブリダイゼーションを利用する DNA チップでは，一塩基程度の変異を間違えることなく正確に識別することは困難と考えられており，SNP タイピングへの応用は一般的ではなかった。一般的に SNP や変異等の一塩基の違いを検出する反応として DNA ポリメラーゼによるプライマー伸長反応は，PCR 法においても積極的に利用されてきていない。その理由は，塩基識別特異性の低さである。伸長開始反応を触媒する酵素 DNA ポリメラーゼは，プライマー・テンプレート複合体間に一塩基のミスマッチが存在していても，若干の反応効率低下を示すだけで問題なく伸長反応を開始する。本項で紹介する内容は，プライマー伸長反応の塩基識別特異性向上を図り，SNP タイピング法に応用することを目的とした研究であり，放射線医学総合研究所重粒子医科学研究センターゲノム診断研究グループの成果である[6]。

第8章　迅速・簡便測定を可能にするDNAチップの開発　　*155*

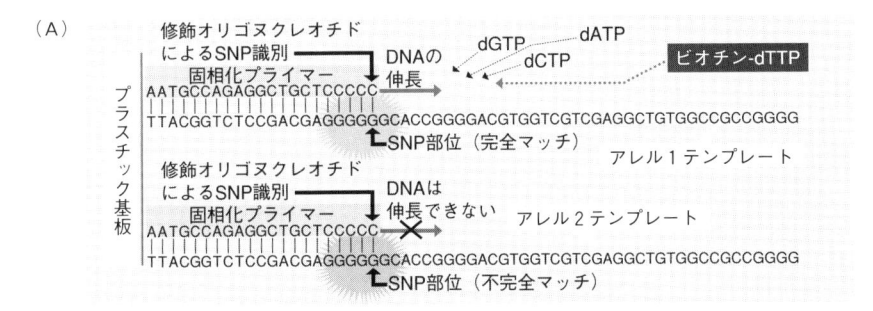

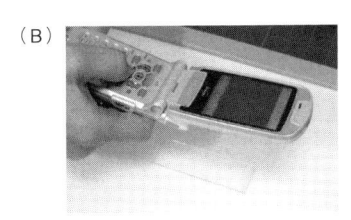

図8-6　新型DNAチップの仕組み(A)とカメラ付携帯電話でのDNAチップの撮影(B)
(A)：上：SNP部位がマッチしていると，ハイブリダイズしたDNA断片を鋳型としてDNAを伸長させる。この際，ビオチンが入り込むことでその後の肉眼によるシグナル検出を可能とする。下：SNP部位がマッチしていないと，化学修飾の影響で，DNAを伸長させることができずに検出ができない。
(出典)「テーラーメイド放射線治療の実現をめざして」BIONICS　2006年9月号より

　S-BIO® PrimeSurface®基板に固定するオリゴDNAの3′末端がSNP部位となるようにプライマーデザインする。この3′末端には特殊な化学修飾（locked nucleic acid；LNA）を加えている。SNP部位がマッチしていると，基板に固定したオリゴDNAにハイブリダイズしたDNA断片が鋳型となって，DNAポリメラーゼの働きにより，基板に固定されたオリゴDNAは伸長する。この際，ビオチン標識した核酸（Biotin-11-dUTP）が伸張し，塩基配列に取り込まれ，BCIP/NBTの色素沈着反応を応用すると肉眼でもシグナルを検出できるようになる。一方，SNP部位がミスマッチの場合，基板上に固定したオリゴDNAプライマー伸長できずシグナル検出できない（図8-6）。結果を肉眼で観察できることから，高価な蛍光スキャナーを必要としない点もこの技術の優位性の一つといえる。しかも，従来のハイブリダイゼーション法では16～24時間ほど要していた反応時間が，この酵素的伸長反応法ではわずか30分で終了する。これに

よって，患者からの採血から一連の作業を3時間ほどで終えることができることから，病院での診断ツールとして利用が期待できる。S-BIO® PrimeSurface®基板を用いMPEX法を応用した本研究成果は，遺伝子のSNP（一塩基多型）診断予測を可能にできることを検証した。今後，急速に発展し，早期にテーラーメイド放射線治療が実現するかもしれない。

（2）病原性細菌の多重判定法の開発

食品の安全性を確保する上で，病原性細菌などの有害微生物に起因するリスクの低減はきわめて重要な課題である。しかしながら，それらを満たすためには莫大なコストと時間がかかる。食品の検査を行う上で，大きく分けて四つのことが求められる。検査内容が正確であることは当然のことであるが，それにかかる作業時間・検査時間の短縮，検査キット・設備のコスト低減，検査オペレーターの熟練度に関係なくできる検査方法が常に求められる。食品に関する微生物検査は，従来法であれば大部分が公定法に定められた検査を実施しており3～7日間を要する。また，生化学試験や確定試験を行うにあたり熟練者を必要とするため，必要な人材の確保を行わなければならない。これらのことを踏まえてMPEX法を応用して病原性細菌の多重判定法の開発を行った。病原性微生物を同定するフローは，従来の公定法が3～7日間かかるのに対し，MPEX法ではDNAの抽出から判定までにわずか2日間で終了する。この期間の短縮は大きなメリットがある（図8-7）。本研究成果は大和製罐グループと住友ベークライトの共同研究成果として日本缶詰協会第55回技術大会（2006年11月新潟）にて口頭発表された。

以下に操作手順の概略を説明する。対象菌は食品衛生法で定められた病原性細菌である4菌種（大腸菌，黄色ブドウ球菌，サルモネラ菌，緑膿菌）に絞り込んだ。23S rDNA，酵素およびdNTP（dTTPの代わりにBiotin-11-dUTPを使用）を基板上に添加して95℃まで昇温した後，徐々に降温して70℃を保持させる。このときに基板に固定した相補的なオリゴDNAプローブ（3′末端LNA使用）から伸張反応が起こる。その後は伸張，ハイブリ，鋳型DNAの解離が繰り返

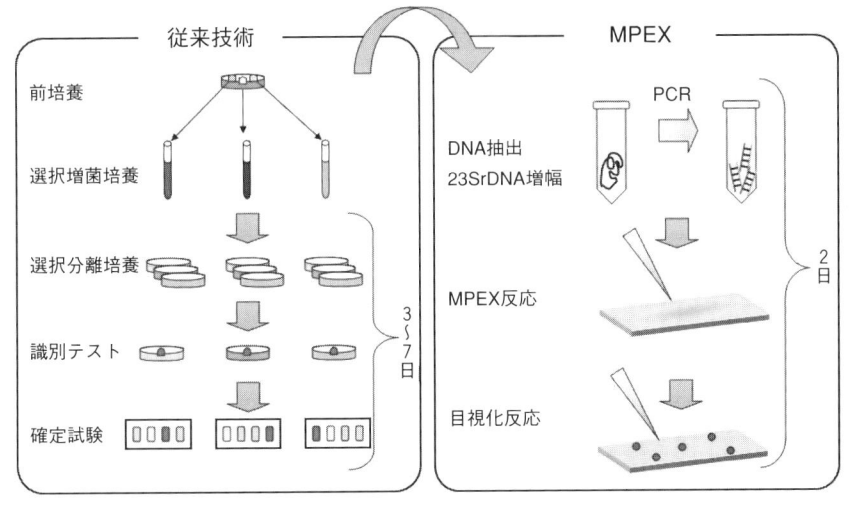

図8-7　病原性細菌の公定検査法とMPEX法を応用したシステムの比較
（出典）日本缶詰協会第55回技術大会（2006年11月新潟）発表資料より転載

され，基板上のDNA伸張したオリゴDNAプライマーはビオチン標識される。疑似核酸LNAを使用することで，本条件下，MPEX反応における擬陽性のシグナル検出頻度が非常に低減できる。目視化処理はビオチン標識法を用いる。図8-8は一般家庭用のOAスキャナーを用いて実際に取り込んだものである。

目視化することによって簡易に結果判定が行えるが，読み取りの個人差から誤判定する可能性があるため，「誰でもDNAアレイ解析ソフト」を使用した判断基準（数値化）を設定した。数値化したことにより，擬陽性が発生した場合でも閾値を設定することによってこれらを排除することができた。MPEXの工程はDNAの変性以降，3ステップあり，開発当初は3時間以上の時間を

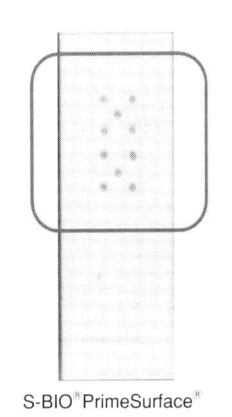

図8-8　目視化処理後の画像（OAスキャナーで画像取得）

要したが，各工程の反応時間を短縮し，現在は90分に測定時間を短縮することができる。

以上，MPEX法を用いた微生物判定は対象菌を特異的に検出することができ，短期間で作業員に依存しない判定ができるものであることが確認された。これは先に述べた食品微生物の検査に大きく貢献できる技術であると考える。ただし，本研究成果の基盤は東邦大学薬学部微生物学教室加藤文男教授，安齋洋次郎準教授の協力の下で実施された。

（3）迅速・簡便なMPEX in a PCR tubeによる遺伝子検出法の開発

従来，食品中に含まれる食中毒細菌などの特定細菌の有無を調べる場合には，食品から細菌を分離培養し，得られたコロニーについて視覚的観察（コロニーの色素反応，コロニー形態等），顕微鏡観察，グラム染色，生化学的性状の検査等を行っていた。この方法によると，特定細菌の有無が判明するまでに少なくとも2日間を要する。近年，PCR法により食品から細菌を分離培養し，得られたコロニーについて，特定細菌のDNAに対応したプライマーを用いたPCR法により特定細菌のDNAを迅速に検出する方法が開発されている。しかし，この方法によっても，食品から細菌を分離培養するのに少なくとも1日間を要する。そこで，細菌サンプルをDNA抽出することなく，2時間以内で微生物の特定を行える方法を確立した。9節の(1)・(2)は，基板上の70℃付近での恒温MPEX反応であることが特徴であるのに対し，MPEX in a PCR tube は，PCRチューブの溶液中でゲノムDNAを鋳型としてPCR増幅を行い，PCR産物を鋳型に基板上に固定されたオリゴDNAプライマーの伸長反応（MPEX）を同時に行う，迅速・簡便に遺伝子検出する方法である（図8-9）。

MPEX in a PCR tube による遺伝子検出法は，例えば，大腸菌，サルモネラ菌，黄色ブドウ球菌および緑膿菌の23S rRNAをコードするDNAの特異的塩基配列を有する合成オリゴDNAを固定したS-BIO基板をPCRチューブ内に装着し，細菌のゲノムDNAを鋳型にして液相中のPCR反応と同時に基板上に固定したDNAプライマーの伸張反応（MPEX）を行わせ，PCR反応液中の

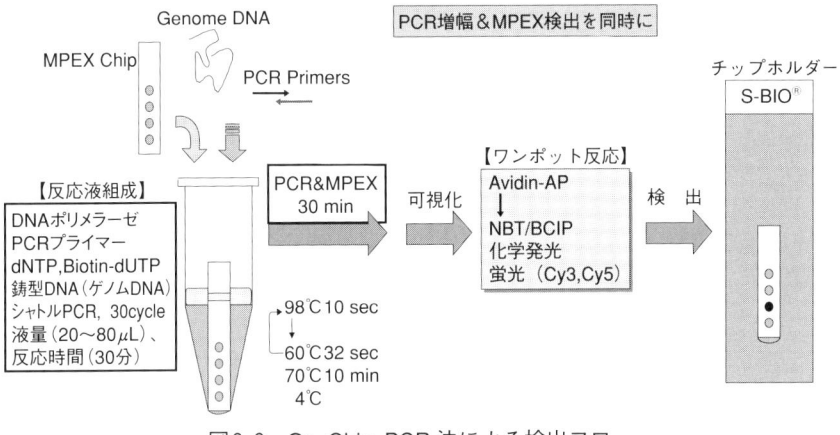

第8章 迅速・簡便測定を可能にするDNAチップの開発　*159*

図8-9 On Chip PCR法による検出フロー

ラベル化核酸（Cy3-dUTP）を取り込ませることにより検出する方法である。さらには，細菌の培養菌液を，直接，鋳型DNAとして使用しても非常に高い特異性で検出できることが確認できた。MPEX in a PCR tube法は，オールインワンポットで培養菌液から2時間以内という超高速で従来型DNAマイクロアレイが抱える種々の問題点（経済性，検出感度，簡便性など）すべてを解決した革新的な遺伝子検査の可能性がある。

10.「誰でもDNAアレイ」の開発

一般にガラス製のDNAチップ基板を用いて蛍光ラベルしたターゲットをハイブリダイゼーションした場合，非特異的吸着のためにバックグラウンド蛍光値の上昇は避けられず，微弱なシグナルを精度よく検出することは困難となる。S-BIO® PrimeSurface®は非特異な物理的・化学的吸着を阻害する特徴を有しているので，ガラス製DNAチップ基板と比較して，ハイブリダイゼーション後もバックグラウンドの自家蛍光値の上昇は観察されず，シグナルの特異性も非常に高いことが証明されている。住友ベークライト㈱は，DNAチップのさまざまな問題点を改善するために，高価な設備を必要とせずコストパフォーマ

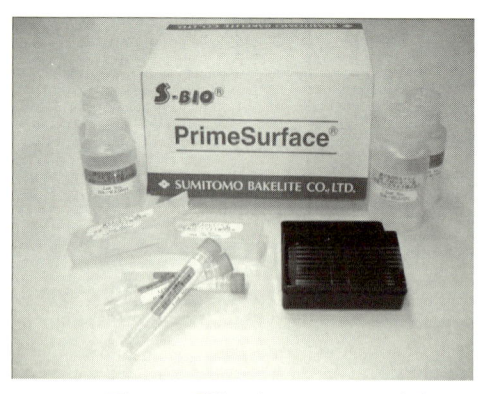

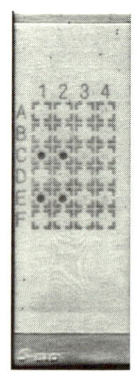

図8-10 「誰でもDNAアレイ」製品キット

ンスに優れ，簡便にDNAアレイを作製，利用できるキットを開発した。開発コンセプトとして，ハンドメイドでDNAアレイを作製でき，特別な検出機器が不要であることに焦点を定め，特殊な表面処理を施したプラスチック基板（S–BIO® PrimeSurface®）を応用することにより「誰でもDNAアレイ」を開発した（図8-10）。

（1）開発の経緯

網羅的DNAマイクロアレイ（カタログアレイ）は非常に高価であり，専用の機器類も必要である。その上，DNAマイクロアレイ上には通常数万種類ものオリゴDNAが搭載されている。研究初期段階においては上記DNAマイクロアレイを使用して網羅的遺伝子発現解析を行い，ターゲット遺伝子（マーカー遺伝子）の絞り込みが終了すれば，常時，必ずしもそれほど多くの種類のDNAは必要ではない。網羅的遺伝子発現解析は受託遺伝子検査会社に依頼が可能であり，オリゴDNAピンスポッターやレーザースキャナーなどの高額の機器を揃えることなく得ることができる。そこで，絞り込まれたマーカー遺伝子のDNA配列を利用して自前で簡便にカスタムチップを作製する場合の問題点を考慮して「誰でもDNAアレイ」の開発を行った。具体的には，①マイクロディスペンサーで基板上にDNAをスポット，②無修飾オリゴDNAの固定化，③目

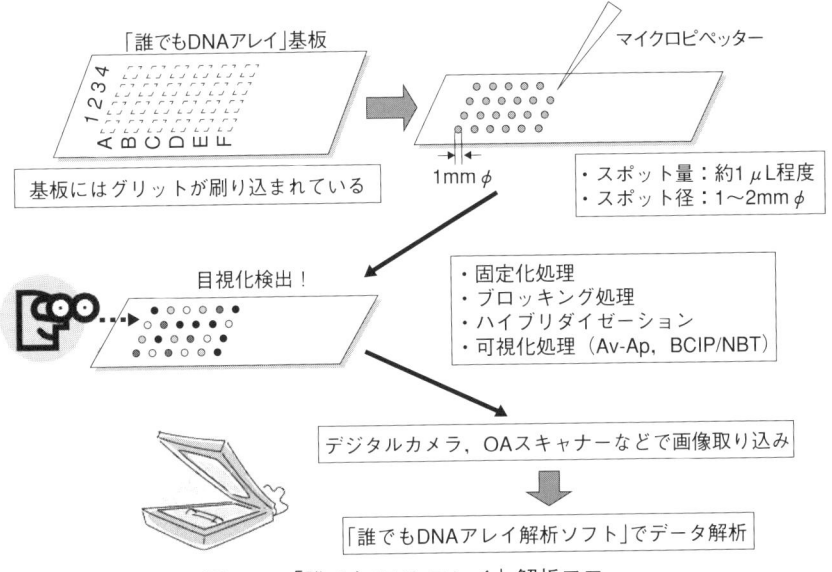

第8章 迅速・簡便測定を可能にするDNAチップの開発　*161*

図8-11 「誰でもDNAアレイ」解析フロー

視による検出，以上3点の項目を可能とする開発目標を設定した。使用方法の概要を図8-11に示した。

（2）「誰でもDNAアレイ」の使用手順

1）スポット方法

「誰でもDNAアレイ」は，従来，PCR産物をメンブレン上にスポットして，標識化オリゴDNA（ターゲット）とのハイブリダイゼーションにより遺伝子を検出するドットハイブリダイゼーション法と同様に，マイクロディスペンサーを用いて無修飾合成オリゴDNAあるいはPCR産物（二本鎖DNA）を基板上にスポットして使用することが特徴である。DNA溶液約1μLを基板上にスポットした直径は約1mmとなり，可視化による目視検出には十分な大きさとなる。また，図8-11に示したように基板にはマイクロディスペンサーを用いて手作業によるスポットが容易なようにグリッドが彫り込まれており，合計24箇所あるスポット位置を明確にしている。

2) 無修飾オリゴ DNA の固定化

　無修飾オリゴ DNA を基板上に固定化するために，まず基板の表面処理に工夫を加えた。DNA の塩基部分に存在するアミノ基（NH_2）を介して化学的に基板上に固定化するために，基板表面に活性エステル基を導入し，その割合を最適化することにより，無修飾オリゴ DNA, PCR 産物（二本鎖 DNA）でも基板表面に固定化することが可能となった（図8-12）。5′末端アミノ基修飾したオリゴ DNA に比べて核酸の塩基部分のアミノ基は反応効率が立体化学構造からやや劣ることが推測され，またチミン（T）にはアミノ基が存在しないことから，無修飾オリゴ DNA を固定化する場合には50mer 以上の塩基長が好ましい。塩基長が50mer 以上の場合は，5′末端アミノ基修飾したオリゴ DNA と同等の固定化能を発揮できる。さらに，スポット後に UV を照射（1200mJ 程度）することにより DNA の固定化能を上げることもできる。

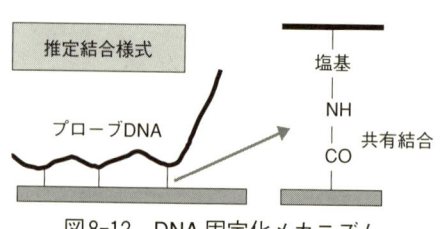

図8-12　DNA 固定化メカニズム
「誰でも DNA アレイ」基板表面の活性エステル基と DNA の塩基部分に存在するアミノ基が結合すると推定される。

3) 目視検出

　目視検出のためには，ビオチン標識化ターゲット DNA（合成オリゴまたは PCR 産物）を使用することになる。検出方法は，ハイブリダイゼーションしたビオチン標識化ターゲット DNA をストレプトアビジン標識化アルカリホスファターゼと反応させることによりアルカリホスファターゼを導入し，最後に BCIP/NBT により色素沈着させて目視化する方法である。「誰でも DNA アレイ」（プラスチック基板 S-BIO® PrimeSurface®）の特徴は，たんぱく質，DNA などの生体成分の非特異的な吸着を防ぐ特殊な表面処理が施されているために，バックグラウンドノイズの上昇が抑えられ，蛍光検出においても高い S/N 比での検出が可能である。そして，目視検出であるにもかかわらず，定量性のあるデータ取りも可能である。目視検出したスポットを簡易に数値化するソフト「誰でも DNA アレイ解析ソフト」も市販されている。これは上記操作にて目

視化したDNAアレイを,デジタルカメラやPC付属のOAスキャナーで画像データを取得し,そのデータをインポートして各スポット強度を数値化するソフトである。「誰でもDNAアレイ」を使用して,簡便に定量的な遺伝子解析実験が可能であることが実証できた。

(3)「誰でもDNAアレイ」の適用例

1)微生物同定検査

4種類の細菌(大腸菌,黄色ブドウ球菌,サルモネラ菌,緑膿菌)の23S rDNA領域の特異的配列をコードした無修飾オリゴDNA(50mer)を「誰でもDNAアレイ」基板上に固定化する。一方,細菌から抽出したDNAを鋳型に23S rDNA領域のユニバーサルプライマーでPCR増幅したビオチン標識化PCR産物を調整した。このPCR産物をターゲットとして用いハイブリダイゼーションして微生物の同定を行った結果を図8-13に示す。

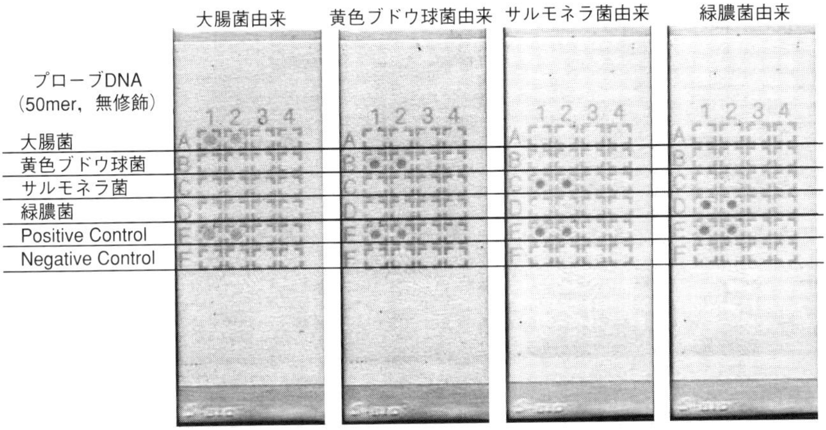

図8-13 微生物同定検査の適用例

「誰でもDNAアレイ」基板上に,4種類それぞれの細菌23S領域に特異的配列をコードするプローブDNA(50mer,無修飾オリゴDNA)を固定化し,細菌の23S rDNAビオチン標識化PCR産物(800bp)をターゲットDNAとして用いてハイブリダイゼーションを行った。細菌同定検出例の作成は,東邦大学薬学部微生物学教室・加藤文男教授,安齋洋次郎準教授のご協力によるものである。

2）アルデヒド脱水素酵素（ALDH2）の遺伝子多型解析

アルコール代謝系酵素の一つである ALDH2（aldehyde dehydrogenase）遺伝子型を迅速，正確，安価，かつ熟練を要せずに安全な操作で判別する方法を提供することである。PCR 遺伝子増幅法―電気泳動の組み合わせで行われている従来の遺伝子検査技術の欠点を改良し，ALDH2遺伝子型を判別するための検出作業を簡略化された操作で，短時間に，しかも検出の条件に影響されずに安定した結果が得られ，特別な装置や専門知識を必要とすることなく，遺伝子に関する正しい知識を習得するための教育材料を提供する。爪，毛髪，口腔細胞，血液等から DNA を抽出して鋳型 DNA とし，アルコール代謝系酵素 ALDH2 の一塩基変異（SNP）位置を含む遺伝子断片をペプチド核酸（peptide nucleic acid；PNA）と PCR 法（PNA・PCR クランプ法）により増幅した後，「誰でも DNA アレイ」を用いドットブロットハイブリダイゼーション法よる ALDH2遺伝子型の判別法を確立した。

詳細は住友ベークライト㈱ホームページ参照〈http：//www.sumibe.co.jp/sumilon/s-bio/index.html〉。

（4）「誰でも DNA アレイ」の可能性

「誰でも DNA アレイ」の特徴として，通常の DNA マイクロアレイ同様に定量化が可能なことが挙げられる。これまで資金および設備環境などの問題で DNA アレイを用いた実験をためらっていた研究者にとっては朗報であり，大学や専門学校などでの学生実験にも最適ではないかと考える。そのためには，アプリケーションを増やすことが急務と考え，前述した細菌同定例に加えて，学生に興味をもってもらいやすい遺伝子組み換え食品検出（GMO ダイズ）などのアプリケーションの準備は必須である。

多くの学生が DNA チップに接して，DNA チップを用いた遺伝子検査がより身近な分析手段となることに期待する。

11. おわりに

　DNAチップは,遺伝子研究・医薬品開発・診断・検査・医療などの必須アイテムとして盛んに使われており,近年は環境・食品・微生物など生命に関わるすべての領域に適用拡大されつつある。今後,網羅的DNAマイクロアレイ(カタログアレイ)を用いた遺伝子発現解析で絞り込まれた遺伝子を搭載した検査・診断チップが市場に登場するのは時間の問題である。本章冒頭にも記述したように,検査・診断用の実現には超高感度で迅速・簡便・安価であるべき大幅な改善のみならず,新規遺伝子検出法の出現は不可欠である。今回,住友ベークライト㈱が開発したDNA反応に適した新規表面処理加工を施したプラスチック製次世代DNAマイクロアレイ基板 (S-BIO® PrimeSurface®),および高感度遺伝子検出法MPEXはこれまで測定できなかった極微量遺伝子の測定ならびにSNPタイピングなどを可能にし,テーラーメイド医療やゲノム創薬を目指した取り組みの急速な発展をサポートできるテクノロジーといえる。実用化に向けたS-BIO® PrimeSurface®基板とMPEX法を応用した実績を積み重ね,医薬・医療分野のみならず,健康,食品・食料ならびに食品衛生の各分野など,社会に貢献できるバイオツールの開発が期待できる。

◆文　献◆

1) Fodor SP, Read JL, Pirrung MC, Stryer L, Lu AT and Solas D. : Light-directed, spatially 1 addressable parallel chemical synthesis. *Science* 1991 ; 251 ; 767-773.

2) Mark Schena, Dari Shalon, Ronald W. Davis, and Patrick O. Brown : Quantitative Monitoring of Gene Expression Patterns with a Complementary DNA Microarray. *Science* 1995 ; 270 ; 467-470.

3) DeRisi, J.L., Iyer, V.R., and P.O. Brown : Exploring the Metabolic and Genetic Control of Gene Expression on a Genomic Scale. *Science* 1997 ; 278 ; 680-686.

4) Sakai-Kato, K., Kato, M., Ishihara, K. and Toyooka, T. : An enzyme-immobilization method for integration of biofunctions on a microchip using a water-soluble amphiphilic phospholipid polymer having a reacting group. *Lab Chip* 2004 ; 4 ; 4-6.

5) Kinoshita, Kenji et al. : Multiple primer extension by DNA polymerase on a novel plastic DNA array coated with a biocompatible polymer, *Nucleic Acid Research* (*in press*) ; 2006.

6) Michikawa, Yuichi et al. : Reliable and fast kinetics allele-specific extension of 3′-LNA modified oligonucleotides covalently immobilized on a plastic base, combined with biotin-dUTP mediated optical detection. *Analytical Sciences* 2006 ; 22 ; 1537-1545.

第9章 分子認識光固定化法を用いた抗体チップの開発

星野 文彦*
井川 泰爾*
渡辺 修*

1. はじめに

　我々は，アゾ色素を含有する高分子化合物（アゾポリマー）の表面に存在するサブミクロンサイズの物体に向けて光照射すると，アゾポリマー表面が物体の形状に応じて変形することを見出した[1~4]。さらに，その物体を光照射領域に比較的強固に固定できることを見出した。この現象は，固定対象物体を包み込むようにアゾポリマーが変形し，物理的な固定力が増加したことに起因すると考えられる。我々はDNAやたんぱく質等の生体物質についても固定できることを示し，サブミクロンサイズの物体と同様にアゾポリマー表面が生体物質の形を認識して変形することによって，固定化されていることを確認した[3]。固定化されたたんぱく質は，その活性を有することも確認している。

　この分子認識光固定法の特徴として，
① 固定化プロセスが単純で簡易である。
② 固定対象物体の化学的性質に依存しない。
③ 固定対象物体を包み込むことで物体の保護安定化が期待できる。
④ 光パターニングが可能で，複数種の固定化対象物体を任意の位置に配列固定できる。
といった利点があげられる。

---

*㈱豊田中央研究所

分子認識光固定化法の有用な応用先として、たんぱく質を2次元平面上に固定化したプロテインチップがあげられる。プロテインチップには、さまざまなタイプが存在し、基材、固定化方法、固定化されるたんぱく質等、今後も用途に合わせカスタマイズされた多種多様なタイプが出現すると思われる。その中でも抗体や抗原たんぱく質を固定しスライドガラス上で免疫反応を行う抗体チップについて、抗体の多様性からその汎用性が期待できる。

本章では、アゾポリマーによる分子認識光固定化法について、前半ではいくつかの実験データからその原理を説明し、後半では、応用例として、アゾポリマーをコートしたスライドガラスに対し抗体を固定化し、肥満や糖尿病との関連が示唆されているアディポネクチン（Acrp30）を測定対象として確立した2次元平面上で行うサンドイッチELISA法について紹介する。

2．分子認識光固定化法の原理

（1）アゾ色素の異性化反応およびアゾポリマーの合成

ラジカル重合開始剤としてAzobisisobutyronitrile（AIBN）を用い、CN型アゾ色素を含むモノマーとMethylmethacrylateまたはUrethane–urea等の骨格用のモノマーとの共重合を行った。CN型アゾ色素の化学構造を図9-1に示す。本実験では、共重合比は、モル比で$m=15$、$n=85$のものを用いた。目的に応

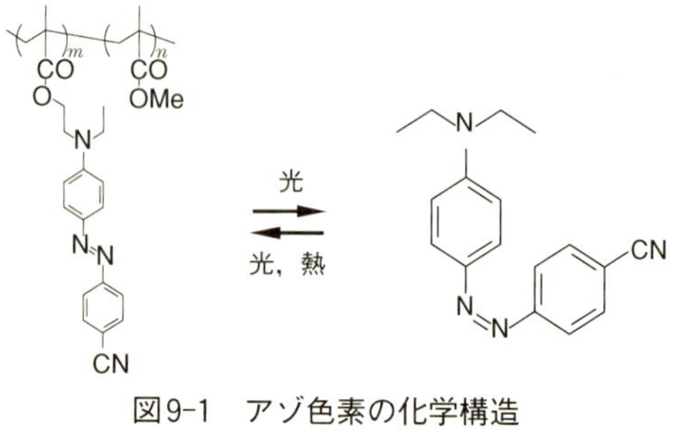

図9-1　アゾ色素の化学構造

じて，主鎖骨格やアゾ色素の構造の異なるアゾポリマーを作り分けることができる。プッシュプルタイプのアゾ色素は，$trans$ 体が安定である一方で cis 体が不安定であるため，光照射中は異性化の分子運動が生じる。このアゾ色素を含んだアゾポリマーは，光照射中，可塑化することが知られており，干渉光による強度分布のある光を照射すると，その分布に応じたレリーフ構造が作成される。

（2）分子認識光固定化を行うアゾポリマーフィルムの作製

アゾポリマーを所定の濃度にてピリジン溶液に溶解し，スピンキャスト装置によりスライドガラスにスピンコートした。スライドガラス上のフィルム厚は，アゾポリマーの濃度によりコントロールができ，用途に応じて5nmから1μmのフィルムをスライドガラス上に形成できる。

（3）ポリスチレンビーズの光固定化

直径100nmのポリスチレン微小球を分散させた水溶液を膜厚1μmのアゾポリマーフィルム上に数滴たらし自然乾燥させた。レーザー光を固定用担体上のポリスチレン微小球が配置されたエリアに5分間照射し，その後，超音波洗浄を行った。電子顕微鏡の観察結果を図9-2に示す。ポリスチレン微小球は，超音波洗浄後もアゾポリマー上に保持され，微小球がアゾポリマーに対し沈み込むような形で固定化されていることが観察された。さらに微小球が剥がれた一部の部分には，円形のくぼみもみられ，アゾポリマーが光照射によって微小球に沿って変形していることが示唆された。

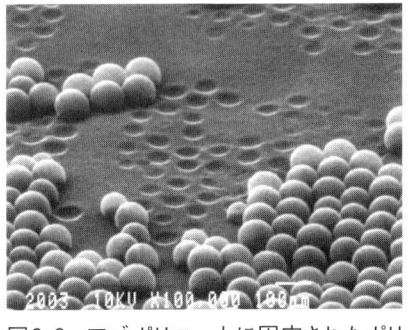

図9-2　アゾポリマー上に固定されたポリスチレン微小球（電子顕微鏡像）

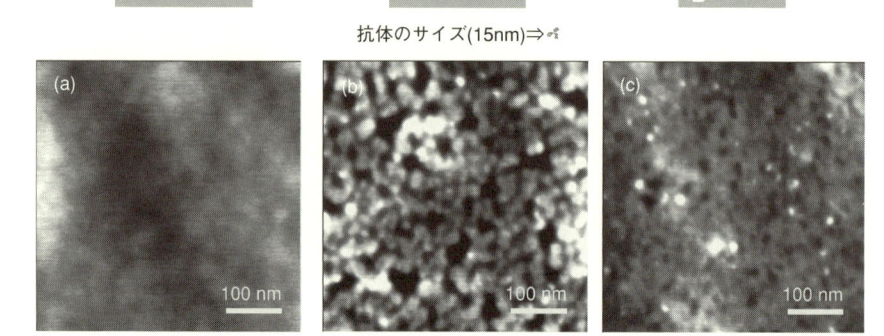

図9-3 抗体の固定化および脱離後のアゾポリマー表面の AFM 像
(a) 固定化前，(b) 光固定化後，(c) 光固定化後，さらに脱離操作した後

（4）抗体の分子認識光固定化

　抗体溶液をアゾポリマーフィルムに滴下し，自然乾燥後，光照射することにより，微小球同様，抗体も固定化することができた。抗体がアゾポリマー表面に固定されている様子を AFM により観察した像を図9-3に示す。スピンキャストされたアゾポリマー表面はフラットであり（図9-3(a)），抗体を固定化した後には抗体の粒子サイズに相当する構造が観察された（図9-3(b)）。この構造物の高さは10nm 程度であり，観察された構造が１分子の抗体であることを示唆している。さらに抗体は重なり合わず２次元平面状に固定化されていることが示された。この抗体は，陰イオン性界面活性剤である SDS により除去され，アゾポリマー表面には，幅20nm，深さ２nm のくぼみが観察された（図9-3(c)）。以上より，アゾポリマーは，抗体を分子認識して固定化していることが示唆された。

（5）アゾポリマーに固定化された抗体の活性

　アゾポリマーに固定化された抗体について，抗原結合能と特異性を保持して

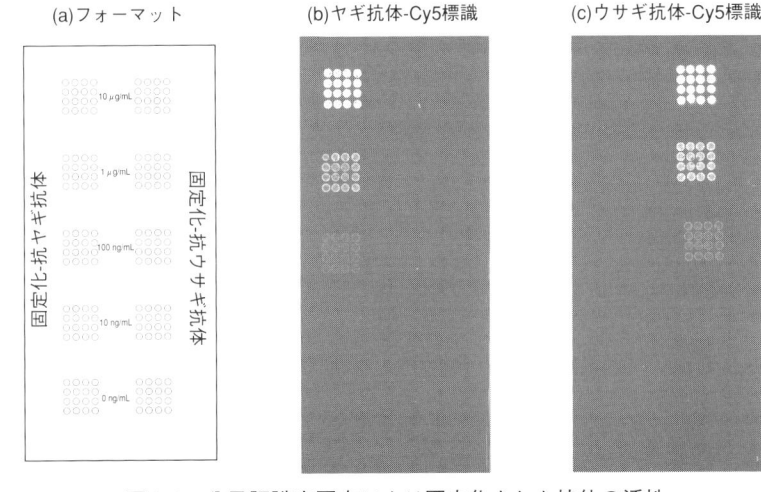

図9-4 分子認識光固定により固定化された抗体の活性
(a)：スポットした抗体溶液の濃度とフォーマット，(b)(c)：蛍光標識した抗原と反応後の蛍光像

いるかどうかを検討した結果を図9-4に示す。アゾポリマーフィルムを形成したスライドガラスに異なる種の抗体を認識する2種の抗体（抗ヤギ抗体および抗ウサギ抗体）を光固定化し，Cy5で蛍光標識した抗原（ヤギ由来抗体およびウサギ由来抗体）と反応させた。蛍光観察の結果，それぞれの固定化抗体は，その高い特異性を保持して固定されていることが示された。

3．分子認識光固定化法を用いた抗体チップによるマウスアディポネクチンの測定

(1) 抗体チップの作製

1) 抗体溶液のスポッティング

抗体チップの検討では約40nm厚のアゾポリマーフィルムを形成したスライドガラスを用いた。抗体溶液をスライドガラス上にスポッティングする様子を図9-5に示す。96個のマルチシリンジを装備したマイクロディスペンサー（Ma-

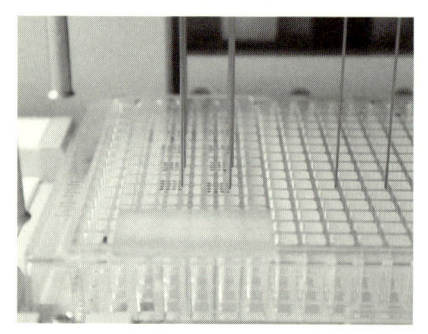

図9-5　スポッティング

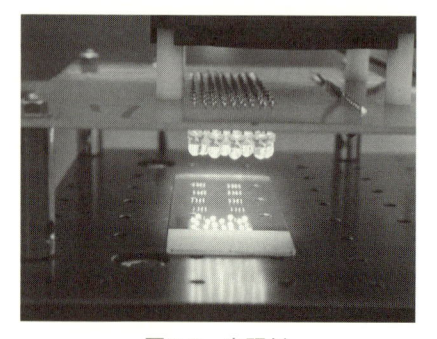

図9-6　光照射

trix社, Hydra II) を用いてスポッティングを行った。チップ先端とスライドガラスの間隔を0.2mmとし，吐出量0.1μLを連続して滴下し，直ちに吸引ろ過鐘中にて1分間真空乾燥した。スライドガラスの裏側には，検体溶液を滴下する場所がわかるように，スポッティングした部位に対し油性マジックインキで印をつけた。スポッティングに用いた溶液は，あらかじめ384wellプレートに分注した。スライドガラス1枚当たりの最大スポット数は，1mm間隔でスポッティングできるため，20個×65列の合計1,300スポットも可能であると考えられる。

2）アゾポリマーチップへの光照射による抗原たんぱく質の固定

　光照射装置は当所で試作した。青色LED（中心波長465nm）を直列に4個つなぎ20列配列してある。DNAアレイ実験のハイブリダイゼーションに使われるリアクションチャンバーが挿入できるよう適当な隙間を設けてある。光強度は1cm離れたところで20mW/cm^{2}であった。抗体溶液をスポッティングしたスライドガラスに対し，25℃，30分間光照射した。なお，光照射による固定化の効果は30分で飽和することを確認している。

3）洗浄および保存

　洗浄は，Wash Station（ビーエム機器）を用いて行う。5分ごとに0.01% Tween 20を含むPBS溶液（TPBS）を入れ替え3回の洗浄操作を行った。TPBSであれば，15分程度の洗浄操作で固定化されていない抗体を脱離できることを

確認している。TPBSによる洗浄後，スライドガラスをMilliQ水で軽くすすぎ，N_2ガスを吹きつけることにより乾燥させた(抗体チップの完成)。抗体チップは，真空乾燥中，4℃で遮光保存した。

（2）抗体チップを用いたサンドイッチELISA

1）マウスアディポネクチンを測定するためのサンドイッチELISA系

マウスアディポネクチンを測定するために行ったサンドイッチ法の測定原理を図9-7に示す。また，実験操作の概略を図9-8に示す。抗mouse-Acrp30ヤギ抗体（R&D Systems Inc. AF1119）をアゾポリマーへ光照射により固定化した。ビオチン標識-抗mouse-Acrp30ウサギ抗体（大塚製薬：マウス/ラットアディポネクチンELISAキット）を作用させた後，アルカリホスファターゼ（AP）標識ストレプトアビジン（OEM Concepts V 8 Z21-2711）と反応させた。

2）固定化抗体と抗原の反応（図9-8①）

細胞培養液上清はキット中検体希釈液にて500倍から3,000倍に希釈した。またAcrp30のスタンダードについては，キット中の抗原標準液を用いマニュアルに従い調製した。スライドガラスにつけた印上に検体溶液を1μL滴下し，25℃で30分間，加湿条件下，タッパウエア中にて反応させた。

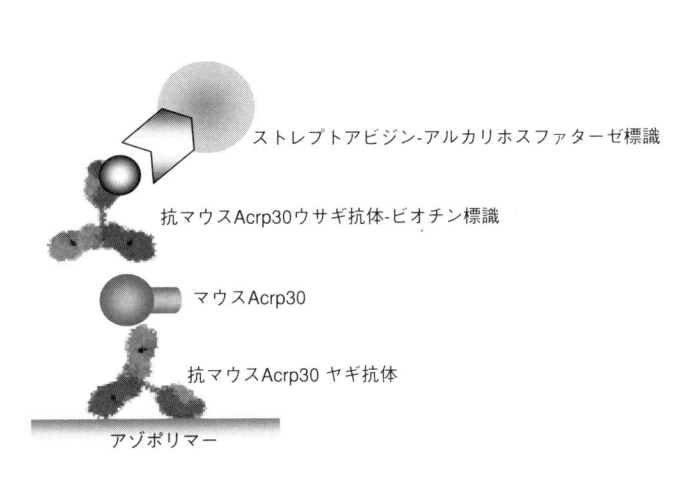

図9-7　サンドイッチ法の測定原理

① 抗原との反応　1μL of sample in　キット中検体希釈液
　↓
洗浄　1分×3回　by TPBS
　↓
② 抗 mouse Acrp 抗体反応　25℃，30分
　↓
洗浄　1分×3回　by TPBS
　↓
③ AP 標識ストレプトアビジン反応　30分　40μL
　　　　　　　（0.1μg/mL ストレプトアビジン in 1% gelatin TPBS）
洗浄　1分×2回　by TPBS
　↓
④ 化学発光反応および検出 CDP-star Emerald Ⅱ　40μL　25℃，30分
　アイシン LV400　（撮影条件：30分，増感なし，ビニングなし）

図9-8　サンドイッチ法のプロトコール

3）抗 mouse Acrp30抗体反応および AP 標識ストレプトアビジン反応（図9-8②③）

抗体または AP 標識ストレプトアビジンを含んだ1%ゼラチン　TPBS をスライドガラスの中央に50μL 滴下しギャップカバーガラス（松浪硝子工業，CG 00024）を被せた。反応は25℃，30分間，加湿条件下，タッパウエア中にて反応を行った。

4）化学発光検出および解析（図9-8④）

化学発光溶液は，メンブレンを用いた化学発光検出に用いられる CDP-Star（TROPIX 社）では十分な発光が得られなかったため，ELISA 系に用いられる CDP-Star Emerald Ⅱを用いた。化学発光反応は，スライドガラスの中央に50μL 滴下しギャップカバーガラスを被せることにより開始し，直ちにスライドガラスを検出装置に設置した。化学発光検出はアイシン精機製 LV-400を用いて行った。解析は付属ソフト Lumi Vision Analyzer 400を用いた。スライド外の領域の読み取り値をバックグラウンドとし，シグナル値から差し引くことで CCD における熱ノイズを除外した。

(3) 結果および考察

1）標準曲線

サンドイッチ法により mouse Acrp30を測定した結果を図9-9に示す。滴下

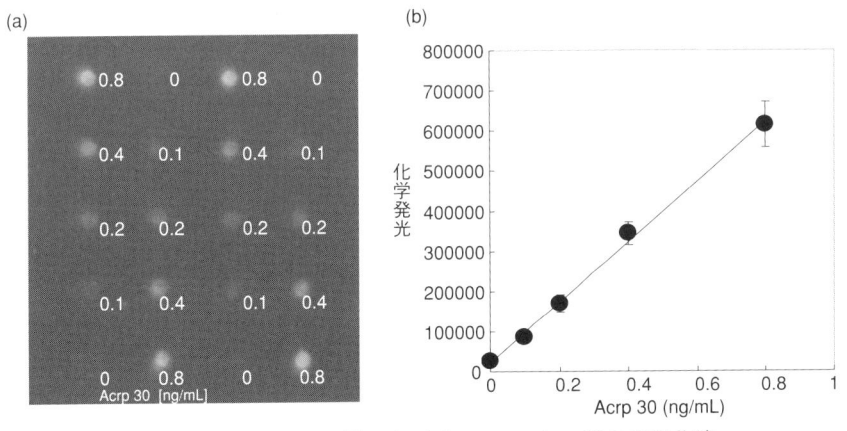

図9-9 サンドイッチ法における mouse Acrp30の標準曲線

した抗原濃度に比例して化学発光強度が上昇した。最小検出感度は0.1ng/mLであり，0.1〜0.8ng/mL における直線性を確認した。最小検出感度については，ELISA 法と同等であった。

2) 細胞培養液上清におけるマイクロウェルを利用した ELISA 法との相関

細胞培養液上清を用いマイクロウェルを利用した汎用 ELISA 法と比較した結果を図9-10に示す。抗体チップを用い細胞培養液中の mouse Acrp30を測定した結果では，汎用 ELISA との相関は良好（相関係数 $R^2=0.97$）であった。これにより，汎用 ELISA で行われているサンドイッチ法を，アゾフィルムを形成したスライドガラスを用いた抗体チップで実現できることが証明されたと考えられる。

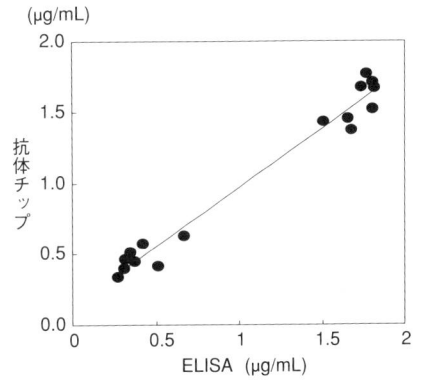

図9-10 抗体チップとマイクロウェルを利用した ELISA 法との相関

4．分子認識光固定化法の応用と今後の展開

　アゾポリマーを用いた分子認識光固定法は，たんぱく分子を大変簡易にかつ活性を有した状態で固定化できることを示した。また，その応用先として，抗体チップを用いて行うサンドイッチ ELISA では，マイクロウェルを用いた方法と同等の感度を有していること，および実サンプルを測定可能であることを証明した。今回の測定マニュアルでは，抗原抗体反応の前段階でポリスチレンやニトロセルロース等の素材では必須であるブロッキング処理をしておらず，結果を得るまでの時間を短縮化することができた。さらに，抗体チップの最大の利点は，サンプル量を大幅に低減できることであり，今回確立した方法では 1μL のサンプル希釈液があれば測定が可能である。

　抗体チップについて，今後の課題として，マイクロウェルプレートでは実用化されている測定操作部分の自動化装置の開発が望まれる。なぜなら，測定者にとって 1μL スケールの溶液をハンドリングするには，若干の技術と慣れが必要であるし，多量のサンプルを処理するには負荷が高すぎるためである。今回の抗体チップでは，ウェルや微細流路を形成せず，2次元平面のみで反応が進むよう測定マニュアルを組み立てた。平面構造をとることで比較的安価に組み上げられると期待できるからである。

　アゾポリマーを用いた分子認識光固定法の応用先は，抗体チップに限らず広範囲に及ぶと考えている。酵素を固定化したバイオリアクターやバイオセンサー，細胞を固定化した細胞チップ，AFM 用の観察基盤，MEMS 用の基盤等々，枚挙にいとまがない。

　アゾポリマーを用いた分子認識光固定法は，これまで解決の困難であったさまざまな研究課題について解決の糸口を提供してくれることを期待している。①光を照射することで固定化能を何度も賦活させることができる，②アゾ色素を導入することで光可塑化さえ生じればポリマー基材を選ばない，③分子鋳型を形成することができる，という特徴を有するからである。たんぱく質複合体

や脂質とたんぱく質の複合体である細胞膜を再構築，たんぱく質の配向固定化，ポリマー基材の最適化による不安定なたんぱく質の安定的固定化，人工酵素の創製等々も夢ではないと思われる。

◆文　献◆

1) Y. Kawata, M. Tsuchimori, O. Watanabe et al.: Non-optically probing near-fieldmicroscopy. *Opt. Commun* 1999 ; 161 ; 6-12.
2) T. Ikawa, T. O. Watanabe, Y. Kawata et al.: Azobenzene polymer surface defomation due to the gradient force of the optical near field of monodispersed polystyrene spheres. *Phys. Rev. B* 2001 ; 64 ; 195408.
3) T. Ikawa, F. Hoshino, O. Watanabe et al.: Molecular-Shape Imprinting and Immobilization of Biomolecules on a Polymer Containing Azo Dye. *Langmuir* 2006 ; 22 ; 2747-2753.
4) O. Watanabe, T. Ikawa, H. Shimoyama et al.: Area-selective photoimmobilization of a two-dimensional array of colloidal spheres on a photodeformed template formed in photoresponsive azopolymer film. *Appl. Phys. Lett.* 88, (2006) 204107.

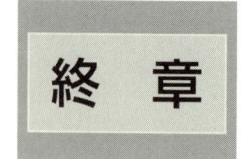

終章 食品の生理機能評価の新展開と将来展望

大澤 俊彦*

1.「機能性食品因子 (functional food factor)」研究の展開

　日本人の食生活は第二次世界大戦後,欧米食への急激な変化による過剰なカロリー摂取や脂肪摂取の結果,がんの発症のパターンも大きく変化し,胃がんが大幅に減少する一方,大腸がんが急激に増加し,さらに,男性では前立腺がん,女性の乳がんも急増している[1]。アメリカでは,少なくとも3,400万人,すなわち人口の20％以上の人が理想体重をオーバーし,アメリカでの肥満の基準であるBMI (body mass index) 30以上であるといわれている。その肥満の99％は食べ過ぎや運動不足が原因であり,残りの1％が病気や医療上の問題のために肥満にならざるを得ない患者であるといわれている。最近,食習慣とがん発生との関連についての疫学研究がまとめられ,科学的根拠 (evidence-based) に基づく評価が発表されている[2]。この中で,過剰体重や肥満が確実 (convincing) に発がんのリスクを増大させる因子となる事例として,食道がん(腺がん),結腸がん,直腸がん,乳がん(閉経後),子宮体がんや腎臓がんが取り上げられている。

　特に,最近の厚生労働省,沖縄県の統計によると,沖縄県では,25～50歳までの年齢層では,男性,女性ともに死亡率が全国平均より高く,女性はかろうじて全国1位の長寿を保っているものの,男性は26位と新聞に大きく報道されたことも記憶に新しい。最近の調査では,日本で肥満者とされるBMIの値が25以上の頻度の割合は,沖縄県では男性が42.7％（全国平均：27.5％）であり,

---

＊名古屋大学大学院生命農学研究科

女性でも，28.4％（全国平均：18.9％）という高値であった。このままの状況が続くと，「世界最長寿」の看板も下ろさざるを得ないと危惧され，特に，沖縄の伝統的な食生活から急激な欧米化への変化が問題視されている。

　最近の疫学研究の結果，食生活によりがんをはじめ「生活習慣病」と呼ばれる疾病の予防が期待できるという報告も数多くなされている。例えば，女性ホルモンであるエストロゲンが関係していると推定されている乳がんや前立腺がんの罹患率は，同じように食事から多量の脂肪をとっているフィンランドとアメリカで大きく異なり，がん罹患率が低いフィンランド人が常食しているライ麦に大量に含まれているリグナン類が「植物エストロゲン」として重要な役割を果たしているのではないか，と推定されている。この「植物エストロゲン」は，ホルモン依存性のがん，特に乳がんの予防という立場で重要な機能である抗エストロゲン作用に加え，抗酸化性やチロシンキナーゼの抑制，また，悪性腫瘍周囲の毛細血管の増殖抑制効果など複合的な効果が期待されている。

　我々日本人にとって重要な大豆食品に多く含まれる「イソフラボノイド」は，最近，「特定保健用食品（トクホ）」の申請の際の最大摂取量に関して，安全委員会より出された一日30mgの上限が適正かどうか，多くの議論がなされている。日本人に乳がんや前立腺がんが少ないのは，単に脂肪摂取が少ないだけでなく，大豆摂取が多いことも重要な点であり，また，骨粗鬆症の予防効果もあることも，現在注目されている。大豆食品を多く摂取する日本人に骨粗鬆症が少ないのは，大豆の摂取と関連があることは疑いない事実であり，このようなホルモン依存的な疾病の予防効果を高めるために「トクホ」や「サプリメント」の摂取に頼る必要があるかどうか，再考する必要があろう。

　アメリカでは，膨大な疫学研究のデータを背景とした「デザイナーフーズ（designer foods）計画」，すなわち，「植物性食品成分（フィトケミカル：phytochemicals）によるがん予防」が1990年にスタートしている[3]。特に注目されたのは，ポリフェノール類やイオウ化合物，テルペノイドやアルカロイド，カロテノイドなど，かつては「非栄養素」と呼ばれた「フィトケミカル」に，世界的な注目が集まっている。最近，筆者が中心になって，「フィトケミカル」に関する

ホームページが立ち上がっているので、「フィトケミカル」の一般的な情報はこちらを参照していただきたい〈http://www.phytolab.jp/〉。

　我々は、このような「フィトケミカル」の中で、科学的な根拠に基づいた成分を「機能性食品因子（functional food factors）」と命名し、「食品」とか「医学」という分野を超えたボーダーレスの研究を進めようとの国際的な研究アプローチを進めてきた。

　日本では、1984年に「食品の機能性」に関する研究プロジェクトが世界に先駆けてスタートしている。このプロジェクトは、全く新しいコンセプトのプロジェクトであり、特徴は、「栄養機能」である一次機能、「感覚機能」の二次機能に加えて、食品研究の場に三次機能として「生理生体調節機能」という新しい概念が取り入れられた点である。当初、「機能性」の概念にあまり積極的でなかった欧米でも徐々に浸透し、「ファンクショナルフーズ」として定着しつつある。

　アメリカでは、1990年以降、ニューヨークやサンフランシスコで「デザイナーフーズ」に関する国際会議が開催され、筆者もオーガナイザーとしていくつかの国際会議やシンポジウムに参加してきた。このような背景で、特に、筆者が会長を務め、1995年に開催された「国際フードファクター学会（International Conference on Food Factors ; ICoFF）」の成功は、日本における「機能性食品因子」研究の大きな流れのきっかけとなり、「日本フードファクター学会」〈http://www.jsoff.com/〉が創設されている。

　このように、国内における「機能性食品因子」の概念は確実に広まり、また、定着しつつあるが、特に重要視されているのが、データベースの構築である。東京農大の荒井綜一教授を班長として2000年にスタートした「機能性食品因子」のデータベース構築研究には多くの研究グループが参加し、我々も、ゴマリグナン類やクルクミン類縁体、アントシアニン類など、ハーブやスパイス、香辛野菜を中心に200種以上の「機能性食品因子」のデータベース化を行ってきた。現在、この内容は、機能性食品因子データベース〈http://www.nihn.go.jp/FFF/index.jsp〉として公開されている。

2．食品の生理機能評価の重要性

　「健康食品」ブームといわれ，国内市場は1兆円を超えており，今後，ますます増加の一途をたどるものと推定されている。一方，2001年の「保健機能食品制度」の創設により，ビタミン，ミネラルの一部は規格基準型の「栄養機能食品」の範疇で取り扱われるようになった。しかし，日本には，「健康食品」はもちろんのこと「サプリメント」に関しても用語上の定義も法令上は存在していない，というのが現状である[4]。一方，欧米では，このようなビタミン，ミネラル，ハーブなどのもつ栄養性や生理機能に対する補助的な作用に着目し，アメリカでは「ダイエタリーサプリメント (dietary supplements)」，ヨーロッパでは「フードサプリメント (food supplements)」という用語が用いられてきている。しかし，これらの「健康食品」や「サプリメント」といわれる範疇に属する補助食品に対する考え方は必ずしも世界共通ではないのが現状であり，規格基準化と表示の国際的な統一の必要性が討議されるようになってきている。ヨーロッパでは，個々の国別の基準はあるものの，EUとしての統一された食品基準も必要となるために，グローバル化の必要性が検討されているが，日本の対応は大きく出遅れているのが現状である[5]。今後，日本が孤立しないためにも日本でも真剣に国際的な食品規格の制定に積極的な関与が重要となり，さらに，産官学の連携が必要となる。

　最近，アガリクスやメシマコブなどの，いわゆる「健康食品」と称される食品の安全性の問題がジャーナリズムをにぎわしている。この問題点としては，がん予防をはじめとする疾病予防機能をもつという「健康食品」のほとんどは，科学的な根拠 (evidence-based) に基づいているとは言いがたいのが現状である。最近，国立健康・栄養研究所はウェブサイトにおいて「健康食品の安全性・有効性情報」に関するホームページ〈http://hfnet.nih.go.jp/〉を立ち上げ，現在市場に出回っている約250種類の「健康食品」の情報を公開しているが，十分な情報を網羅しているとは言いがたいのが現状であろう。もちろん，最も重要

表終-1 疾病予防が期待できる日本型12の食品群

ユリ科	タマネギ，ニンニク，アサツキ，ニラ
アブラナ科	キャベツ，ブロッコリ，カリフラワー，ダイコン，カブ，メキャベツ
ナス科	トマト，ナス，ピーマン，ジャガイモ
セリ科	ニンジン，セルリー，パースニップ，パセリ，セリ
ウリ科	キュウリ，メロン，カボチャ
キク科	ゴボウ，シュンギク
ミカン科	オレンジ，レモン，グレープフルーツ
キノコ類	シイタケ，エノキ，マッシュルーム，キクラゲ
海藻類	ヒジキ，ワカメ，コンブ
穀類・豆類・油糧種子	玄米，全粒小麦，大麦，亜麻，エン麦，大豆，インゲン豆，オリーブ
香辛料	ショウガ，ターメリック（ウコン），ローズマリー，セイジ，タイム，バジル，タラゴン，カンゾウ，ハッカ，オレガノ，ゴマ，シソ
嗜好品	緑茶，紅茶，ウーロン茶，ココア

となるのはバランスのとれた基本的な「食生活」であり，疫学研究を背景にしたデータを基盤とすべきである．アメリカの「デザイナーフーズ」計画は疫学研究を基盤に，「がん予防」という立場で40種の野菜や果物，香辛料や穀類，嗜好品などが取り上げられた．筆者は，「デザイナーフーズ」には，同じ科や類の食品群に共通する「機能性食品因子」が含まれていることに着目し，食品因子の効能に順位をつけるのではなく，科や類によって食品群のバランスを図ることを提唱した．そこで，「デザイナーフーズ」計画に取り上げられていなかった日本伝統の食品素材も含めて，12の食品群に分類してみた（表終-1）が，ここで強調したいのは，一つの分類の食品素材を大量に摂取するのではなく，できれば，1～2日の食事で12分類に含まれる食品をまんべんなく食べるように心がけたいと提案している．もちろん，新しい食品素材開発も重要な課題である．本書でも，さまざまな食品素材の機能性評価が紹介されているが，我々も，発酵食品素材に注目して研究を進め，東海地方で伝統的な大豆味噌（八丁味噌）に用いられる麹菌（*Aspergillus saitoi*）が，大豆中のダイジン（daizin）やゲネスチン（genestin）などのイソフラボノイド類，エリオシトリン（eriocitrin）などのレモン果皮中のフラボノイド類，また，ゴマ脱脂粕中のセサミノール配

糖体 (sesaminol glucoside) などを強力な抗酸化食品因子に変換させることに成功している。現在，地域における産学連携が叫ばれており，このような地域特有の「機能性食品素材」の開発は，今後，ますます重要な研究アプローチになるものと期待されている[6]。

3．科学的根拠に基づいた「バイオマーカー（生体指標）」の確立

我々が摂取した「食品」がどのような機構で「生活習慣病の予防」に効果を示しているのか，疫学的な背景が重要視され，また，疾患予防メカニズムに関する研究や，遺伝子レベルの研究アプローチを中心に大きな進展をみせている。ヒトの一生の間で，がんをはじめ，動脈硬化，糖尿病の合併症など「生活習慣病」と呼ばれている疾病になる高い可能性を誰もがもっていると言っても過言ではない。我々を，まだ健康人という範囲，いわゆる「未病」段階以下に長くとどめていることができるか，が重要な課題であろう。そのためには，未病段階で特異的に発現する「バイオマーカー（生体指標）」を用いて，将来疾病に至るリスクを低減するための予兆を簡便に診断できないものかと考えるようになった[7]。

最近の目覚ましいバイオテクノロジー研究の発展を背景に「DNAマイクロアレイ」に関する研究が注目を集め，今では，一挙に数万の遺伝子発現や多型を解析できるようになっている。「がん」をはじめ「生活習慣病」と呼ばれる「疾病」は典型的な多因子疾患であるので，いずれは，個人ごとに病気になりやすさが予測できるのではないか，と大きく期待されている。実際に，最近の厚生労働省の発表では，30万人についてゲノム解析を行い，テーラーメイドの医療に役立てようとする国家的なプロジェクトがスタートしている。ヒトを構成する細胞は60兆個もあると推定され，それぞれの細胞に含まれる遺伝子の塩基配列の概要が解読されている。また，ヒト以外の多くの動植物や微生物の全遺伝子も解明されてきており，現在，世界的な研究の方向は急展開しており，「ポストゲノム」研究，すなわち解明されたゲノム情報をどのように利用する

かが重要な課題となってきている。

ゲノム情報を利用したゲノミクスは，まず，医療の分野で大きく発展した。このような背景で，食品機能研究の分野でも，栄養遺伝子学，いわゆる「ニュートリゲノミクス」が誕生した。「ニュートリゲノミクス」という概念は，2002年にヨーロッパで誕生し，オランダに本部を置く"The European Nutrigenomics Organization（NuGO）"が設立されている。2004年には，カリフォルニア大学デービス校に"Nutritional Genomics Center of Excellence"が設立され，産官学の密接な連携により大きな成果をあげている。日本では，東京大学阿部啓子教授らが中心となって，ILSI（International Life Science Institute）Japan（日本国際生命科学協会，現 国際生命科学研究機構）による寄附講座「機能性食品ゲノミクス」が開設され，トランスクリプトミクスを中心に，メンバーの32社の食品企業との共同研究が進められている[8]。

「ニュートリゲノミクス」の領域は，当初，ゲノミクス，トランスクリプトミクスを中心とした狭義の「遺伝子栄養学」の概念であったが，現在では，ゲノミクスからトランスクリプトミクス，プロテオミクス，メタボロミクスなど，いわゆる，オミクスと総称される解析法を利用した総合的な食品機能評価法の開発に発展しており，今後，ますます未病診断や機能性食品評価に重要な役割を果たしつつある（図終-1）。

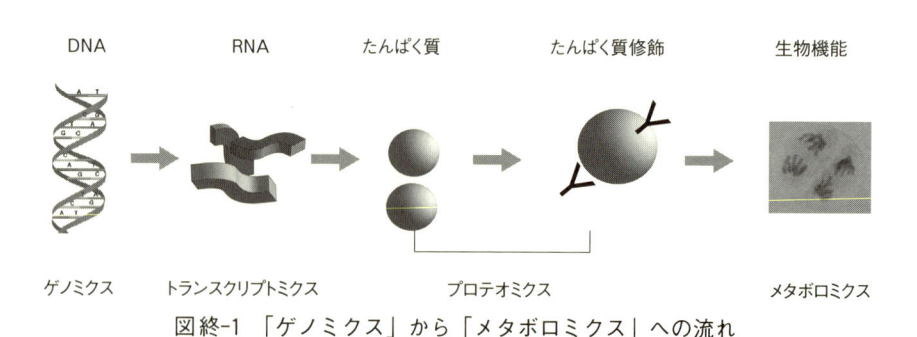

図終-1 「ゲノミクス」から「メタボロミクス」への流れ

4.「プロテオミクス」による食品機能評価

「ポストゲノム」研究に大きな注目が集まり，今では，「ゲノム解析」から「プロテオーム解析」，すなわち，遺伝子発現以後のたんぱく質マイクロアレイの開発，特に，抗体マイクロアレイの開発研究に大きな注目が集まっている。一般的に「プロテオーム解析」は，mRNAを介したたんぱく質合成の段階で生じた莫大な数にのぼるたんぱく質の網羅的な解析を目的としたもので，世界的にみてもようやくスタートについたばかりであるというのが実情である[4]。ヒトの遺伝子には，どのようにたんぱく質を作るかという情報がインプットされているか，たんぱく質がどのような機能をもっているのか，一番本質的に大事な情報は不明であり，遺伝子の変異と病気の関係は理解できても，遺伝子が作り出すたんぱく質を研究しないと，疾患の予防や治療には結びつかない。しかしながら，X線解析や高感度核磁気共鳴（NMR）を用いてたんぱく質の構造や機能が明らかとなれば，新しい創薬にも大きな力を発揮する。実際に，日本でも，たんぱく質の基本構造を網羅的に決定しようとする計画が1995年に開始され，この計画は，最近まで日本が先行していたが，重要性に気づいた欧米も急速に追ってきており，現在，世界中で年間数百から数千のたんぱく質の構造が解明されているものの，遺伝子の数に比べると追いつかないのが現状である。

我々の研究グループも，網羅的なプロテオーム解析ではなく，「ポストトランスレーション」の段階でライフスタイルや食生活により生じた酸化傷害の程度を，血液や尿，唾液などを対象に「酸化ストレスバイオマーカー」を用いて非侵襲的に測定しようというプロジェクトをスタートさせた。簡単に入手し得る唾液や血液，尿などの素材に，簡便かつ定量的に酸化ストレスを測定することで，まだ未病の段階なのか，それともすでに病気の段階なのかを診断し，個人個人に適した食生活を指導するとともに，機能性食品開発の評価に応用することができないものかと考えるようになった（図終-2）。

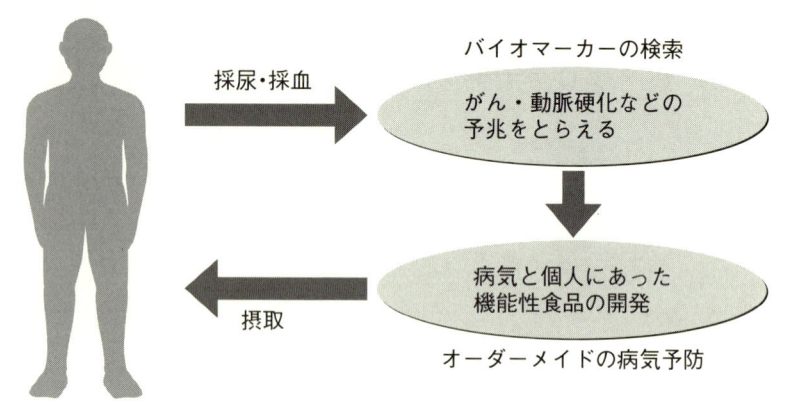

図終-2　未病診断，食品機能性評価におけるバイオマーカーの重要性

5．酸化ストレス評価のための新しい「バイオマーカー」の確立

　生命を維持するために一日に500L以上の酸素を呼吸で体内に取り込み，そのうち，数パーセントが「活性酸素」に変化する。この「活性酸素」はエネルギーを獲得するためだけでなく，体内に進入してきた病原菌やウイルスを殺す白血球やマクロファージに必要であり，また，我々の体に必要なホルモンを合成する際にも重要な役割を果たしている。しかし，このように我々に必要な活性酸素も，加齢による抗酸化防御機構の低下などにより過剰に作られた「活性酸素」が，老化をはじめ，がんや動脈硬化，糖尿病合併症などの原因となると推定されている。なかでも，生体膜の構成成分であるリノール酸やアラキドン酸，ドコサヘキサエン酸（DHA）などの多価不飽和脂肪酸は，「酸化ストレス」を受けると自動酸化反応が連鎖的に進行し，多種多様な脂質過酸化分解物が生成し，最終的に，たんぱく質や酵素，リン脂質や核酸などの生体構成成分を修飾するという事実を明らかにしてきた。不飽和脂肪酸がたんぱく質，特に，リジン残基と反応して生成した化学修飾物の構造を明らかにし，このような脂質過酸化修飾物をエピトープとするモノクローナル抗体の作製に成功し，実際に，酸化傷害を受けたラットやマウス，ウサギなどの各種臓器の免疫染色に成功し，

さらに，ヒトの動脈硬化巣や認知症患者の老化色素（リポフスチン）の免疫染色に成功している。

今までは，酸化最終生成物として知られているアルデヒドやケトン類の前駆体として研究が進められてきた脂質過酸化初期生成物であるヒドロペルオキシド類が，直接，生体成分と反応することを明らかにすることができた。最も単純な多価不飽和脂肪酸であるリノール酸を用いて，リノール酸ヒドロペルオキシド（13-HPODE）を化学的，酵素的に作製し，NMRやマススペクトルなどの機器分析を用いてたんぱく質，特にリジンとの反応により N^ε–hexanoyl–lysine（HEL）と N^ε–azelayl–lysine（AZL）が得られたのでこれらを化学合成したんぱく質（KLH）に縮合させた後，免疫化学的な手法を応用してモノクローナル抗体の作製に成功した。これらのエピトープ構造はヒトの動脈硬化巣中に存在することを明らかにし，特に，HELについては，誰もが簡単に入手できるように日本老化制御研究所と共同で研究を進めてELISA法の確立にも成功し，キット化に成功している。また，最近，脳内や網膜中に大量に存在し，学習能力向上や網膜反射向上作用をはじめ抗炎症作用や抗動脈硬化作用を有するDHAも，加齢などによる抗酸化防御機構の低下に伴い，DHAヒドロペルオキシドが生成し，たんぱく質のリジン残基と反応した修飾物，N^ε–succinyl–lysine（SUL）の化学構造を明らかにするとともに，モノクローナル抗体の作製に成功している。一方，脂質過酸化終期生成物であるアルデヒド類はたんぱく質に対して高い反応性をもっており，アルデヒド付加体は酸化的損傷の重要なバイオマーカーとして興味がもたれている。我々の研究室では，マロンアルデヒド（MDA）や4-ヒドロキシ-2-ノネナール(4-HNE)，4-ヒドロキシ-2-ヘキセナール(4-HHE)やアクロレインやクロトンアルデヒドに特異的なモノクローナル抗体の作製に成功し，日本老化制御研究所と㈱日本油脂の協力で企業化することができた（表終-2）。さらに最近では，コレステロールの過酸化メカニズムにも研究を進め，酸化生成物の一つである7-ケトコレステロール（7-KC）に特異的なモノクローナル抗体の作製にも成功している[9]。

このような酸化傷害は，我々の生体防御に重要な役割を果たすマクロファー

表終-2　酸化ストレスバイオマーカーのリスト

マーカー名	製造元
DNA酸化傷害バイオマーカー	
8-hydroxydeoxyguanosine（8-OHdG）	日本老化制御研究所*1
tymidine glycol	日本老化制御研究所*2
oxo-heptεdG [1]	㈱日本油脂*2
N^4,5-diCldC [2]	名古屋大学*2
脂質過酸化バイオマーカー	
$N^ε$-hexanoyl-lysine（HEL）	日本老化制御研究所*1
$N^ε$-azelayl-lysine（AZL）[3]	日本老化制御研究所*2
$N^ε$-succinyl-lysine（SUL）[4]	日本老化制御研究所*2
4-hydroxy-2-nonenal（4-HNE）	日本老化制御研究所*1
4-hydroxy-2-hexenal（4-HHE）	㈱日本油脂
acrolein（ACR）	㈱日本油脂*1
crotonaldhyde（CRA）	㈱日本油脂
7-ketocholesterol（7-KC）[5]	㈱日本油脂*2
活性酸素傷害バイオマーカー	
dityrosine（DT）[6]	日本老化制御研究所*2
bromotyrosine（BT）[7]	日本老化制御研究所*2

*1：8-OHdG，$N^ε$-hexanoyl-lysine（HEL），4-HNEおよびACRに特異的なモノクローナル抗体を利用したELISAキットが市販されている。
*2：抗tymidine glycol，抗oxo-heptεdG，抗N^4,5-diCldC，抗$N^ε$-azelayl-lysine(AZL)，抗$N^ε$-succinyl-lysine（SUL），抗7-ketocholesterol（7-KC），dityrosine（DT）および抗bromotyrosine（BT）抗体は未発売である。

(1) Kawai,Y. et al.: *Carcinogenesis*, 23(3), 485 (2002)
(2) Kawai, Y et al.: *J. Biol.Chem.*, 279: 51241 (2004)
(3) Kawai et al., *BBRC*, 313, 271 (2004)
(4) Kawai, Y et al.: *J.Lipid Res.*, 47: 1386-1398 (2006)
(5) Kawai, Y et al.: *J.Biol.Chem.* 278: 21040 (2003)
(6) Kato, Y. et al.: *BBRC*, 274: 389-393 (2000)
(7) Kato et al., *Free Rad. Biol. Med.*, 38: 24 (2005)

ジや好中球も，過剰な反応の結果たんぱく質の酸化傷害が誘導されることが注目を集めてきている。特に，主要な食細胞として知られるマクロファージが生産するNOは，血管弛緩因子としての重要性やニューロトランスミッターとしての役割など，生体に不可欠であるが，過剰発現の結果，特に，スーパーオキシド（O_2^-）と反応して産生されるペルオキシナイトライト（$ONOO^-$）は，重要な酸化傷害因子であると推定され，生成したニトロチロシンは重要な酸化ストレスバイオマーカーとして知られている。一方，同じ食細胞として知られる好中球も過剰発現するとジチロシンやハロゲン化チロシンが酸化修飾物として生成することが明らかにされた。最近，我々は，これらの酸化修飾チロシンに特

異的な抗体を作製することに成功し，新しい抗酸化評価法の確立や免疫染色に成功している[10]。

このように，多種多様な酸化ストレスバイオマーカーの開発を進めてきたが，最初に，日本老化制御研究所と共同で，ELISA法の確立に成功し，遺伝子レベルの酸化ストレスの評価法として市場に出たのが8-ヒドロキシデオキシグアノシン（8-OHdG）である。紫外線や放射線，環境汚染物質や喫煙など環境中の因子とともに，運動のしすぎや肥満，炎症反応など生体内での活性酸素の過剰発現でも，デオキシグアノシンは常時酸化傷害を受け，最終的にヒドロキシラジカル（・OH）の作用で8-OHdGが生成することが知られている。もちろん，8-OHdGは過剰な酸化ストレスを受けた皮膚細胞や腎細胞をはじめ，多くの組織や臓器中に生成する8-OHdGは，通常は修復酵素により切り取られ，血液を経て最終的に尿中に排出されることが明らかになってきた。したがって，血液や尿中の8-OHdG量を測定することは老年病予防の重要なバイオマーカーとなり得るわけで，日本老化制御研究所と共同でこの抗体を利用したELISA法による微量分析キットの作製にも成功することができた。この8-OHdGは，紫外線照射による皮膚がんの発症や鉄キレート化合物の投与による腎臓がん発症の際に増加することを明らかにしてきており，尿中の8-OHdG量を測定することは，がんをはじめ老年病予防の重要なバイオマーカーとなり得ることが示唆されており，また，つい最近，我々の研究室では，リノール酸過酸化物修飾DNAやチミングリコールに特異的なモノクローナル抗体の作製にも成功しているので，このような酸化ストレス評価法の開発は，新しい抗酸化食品因子の評価法に応用できるのではないかと，世界的な注目が集まっている。

6．「抗体チップ」の利用と食品機能評価

今，我々が全力で研究しているのが，I型アレルギー抑制や抗肥満，脳内老化制御など，未病段階で診断を行うとともに，メタボリックシンドロームをはじめとする疾病予防に期待できる食品の，機能性測定に効果が期待できるバイ

オマーカーをチップ上にインプリンティングしようという試みである．具体的には，一滴の血液や唾液，尿を対象に，疾患予防バイオマーカーや酸化ストレスバイオマーカーに特異的なモノクローナル抗体を，スライドガラス上にスピンコートされたアゾポリマーに光照射によりインプリンティングすることで「抗体チップ」を作製し，化学発光で未病診断とともに食品機能性の評価を測定しようというものである．この技術の基盤は，豊田中央研究所の星野博士らにより開発された「アゾポリマー」をスピンコートしたスライドガラス上へモノクローナル抗体を固定化しようとするものである．すでに，本書の監修者の一人である津田博士らとの共同研究で，メタボリックシンドロームのバイオマーカーとして注目されているアディポネクチンのサンドイッチ法による「抗体チップ」化に成功している．この内容は，本書第9章で星野博士らにより紹介されているので，ここでは省略するが，今後，中性脂肪蓄積や脂肪酸β酸化に関わる酵素やレプチン，アディポネクチン以外のアディポサイトカインなど肥満に関わるホルモンなどについても，また，酸化ストレスバイオマーカーとしては，8-OHdGやHELの固定化が成功し，1μL以下の尿や血液を対象に，競合法での測定ができるような段階となっている．現在，抗肥満以外にも，脳内老化制御，I型アレルギー抑制および抗肥満食品開発を目的とした機能性の科学的評価に必須なバイオマーカー（生体指標）のプロファイリング解析を一挙に可能にする「抗体チップ」の作製と定量法の確立を進めている．現在，6,000億円以上の市場規模で今後も増加し続ける「特定保健用食品（トクホ）」もヒトレベルでの臨床データが認可の必須条件となっている．これらの傾向は，今後，いっそう強まり，国家レベルでの大規模介入試験の必要性が唱えられ，また，バイオマーカーに基づいた大規模な分子疫学研究の重要性も認識されてきている[11]．そのためにも，微量の血液や唾液，尿中に存在する「バイオマーカー」に着目し，我々が開発した「抗体チップ」を用いて，科学的根拠をもつ機能性食品の開発のための評価システムの開発が最終的な目標である（図終-3）．このプロジェクトは，科学技術振興機構（JST）による2005年度「大学発ベンチャー創出推進事業」に選定されているので，数年のうちに，この「抗体チップ」を

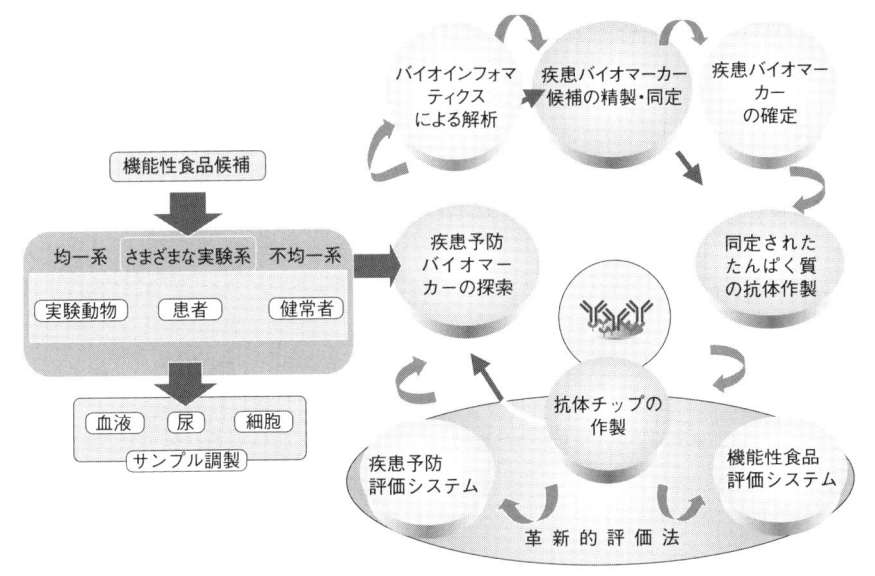

図終-3　「抗体チップ」利用による疾患予防評価と食品機能評価の概念図

予防医学の分野に応用することで，未病診断を行い，各個人に適したテーラーメイドの食指導が可能になるとともに，科学的根拠に基づく「機能性食品」，いわゆる，"Evidence-based Functional Foods"の開発へのツールになるものと期待している[12]。

◆文　献◆
1) 大澤俊彦：生活習慣病とがん罹患リスク—肥満，脂質摂取など．医学と薬学　2006；55(3)；311-321．
2) Diet, nutrition and the prevention of chronic diseases, WHO technical report series 916, 2003.
3) 大澤俊彦監修：がん予防食品開発の新展開—予防医学におけるバイオマーカーの評価システム—．シーエムシー出版，2005．
4) 大澤俊彦：「サプリメント」による抗老化療法の現状と展望．日本老年医学会雑誌　2005；42；587-595．

5) 大澤俊彦：世界の機能性食品開発の動向と CODEX の指針．医薬ジャーナル 2005；41(8)；2036-2043.
6) 大澤俊彦：内外における新規機能性食品素材開発の近況．ジャパンフードサイエンス　2004；43(12)；21-32.
7) 吉川敏一，大澤俊彦監修：アンチエイジングと機能性食品―今なぜバイオマーカーか―．シーエムシー出版，2006.
8) 阿部啓子，荒井綜一：ニュートリゲノミクスと機能性食品．アンチエイジングと機能性食品―今なぜバイオマーカーか―（吉川敏一，大沢俊彦監修），シーエムシー出版，2006，p.207-213.
9) 大澤俊彦：酸化傷害バイオマーカーの免疫化学的測定法．酸化ストレスナビゲーター（倉林正彦監修，山岸昌一編集），メディカルレビュー社，2005，p.198-199.
10) Osawa, T.and Kato, Y.: Protective role of antioxidative food factors in oxidative stress caused by hyperglycemia, *Ann. N.Y. Acad. Sci.* 2005；1043；440-451.
11) 大澤俊彦：フリーラジカルとアンチエイジング．日本抗加齢医学会雑誌　2005；1；29-40.
12) 大澤俊彦：酸化ストレス制御因子含有植物素材の探索と評価システム．日本食品科学工学会誌　2005；52(1)；7-8.

索　引

【あ】

RI 系統……………………123
アイ・ワイピング試験
　…………………………59, 65
IVT 反応……………………150
アゾ色素……………………168
アゾポリマー………………168
アディポサイトカイン
　……………………………34, 50
アディポネクチン
　……………………34, 41, 168
アドレナリン………………52
アルデヒド脱水素酵素
　……………………………164
α-アミラーゼ阻害
　評価法……………………12
α-グルコシダーゼ
　阻害評価法………………13
アンジオテンシ
　ノーゲン…………………34
暗順応改善効果……………91
アントシアニン…………38, 83

【い】

ENU ミュータジェネ
　シス………………………130
イオンチャネル…………57, 58
イソマルターゼ……………15

1 型糖尿病………………120
遺伝子多型マーカー
　……………………………144
インスリン抵抗性…………11
インスリン分泌……………11

【う・え】

運動能力実験装置………104
AM 誘導体…………………54
HEK293VR11細胞…………53
栄養神経科学……………100
SNP タイピング…………154
MPEX 法……………143, 152
炎症性サイトカイン……35

【お】

黄斑変性疾患症……………80
オープンフィールド
　テスト……………………110
オプシン…………………78, 92
オペラント学習記憶
　実験………………………101
オペラント型明度弁別
　学習試験…………………110
オリゴヌクレオチド
　プローブ…………………146

【か】

角膜…………………………72

カシスアントシアニン
　……………………………83
カタログアレイ…………145
褐色脂肪組織………………33
カテキン……………………25
カフェイン………………105
カフェ酸……………………23
カプサイシノール…………61
カプサイシン……………49, 59
カプサイシン受容体………51
カプサゼピン………………65
カプシエイト………………60
辛味度………………………63
カルシウム
　イメージング……………54
カルシウムプローブ………54
感染症迅速診断…………149
γ-グルタミルエチル
　アミド……………………105

【き】

機能性食品因子…………180
QTL 解析……………125, 135
驚愕反応試験法…………102
近交系統…………………121

【く】

空間認知試験……………102
グルコキナーゼ…………136

Krebs-Ringer-
　bicarbonate-
　HEPES 緩衝液………37
クローズドコロニー
　……………………121

【け】

蛍光顕微鏡……………57
蛍光色素……………147
血液脳関門…………99, 106
ゲノミクス……………184
ゲノム………………129
ケモカイン……………35
原因遺伝子…………134
健康食品……………181

【こ】

コアイソジェニック
　系統………………122
抗体チップ………171, 190
固定化 AGH 阻害
　測定法………………23
コミュニケーション
　ボックス……………103
コラゲナーゼ…………38
コンジェニック系統
　……………………123

【さ】

細胞内イオン濃度測定
　装置…………………56
酸化ストレスバイオ
　マーカー………185, 189

サンショオール………62
3T3-L1繊維芽細胞株
　（マウス）…………36
サンドイッチ ELISA
　……………………173

【し】

シアニジン……………38
シアニジン
　3-グルコシド………38
Cy 色素……………151
視サイクル……………79
視神経細胞……………75
自然発症モデル動物
　……………………119
疾患モデル動物
　…………………3, 118
実験動物……………117
自動行動解析法……101
自発行動量…………110
視物質………………77
脂肪細胞…………32, 33
シャトルアボイダンス
　……………………102
11-cis-レチナール
　…………………78, 92
受動的回避試験……110
ショウガオール類……63
情動・ストレス実験
　装置………………104
食餌誘発性産熱………51
食品の1次機能………9
食品の産熱効果………51

食品の2次機能………9
新規環境探索行動…103
神経情報伝達物質…107
ジンゲロール類………63

【す】

スクラーゼ……………15
スコービル値…………63
スタンフォード型
　………………145, 146
ステアケーステスト
　……………………104

【せ・そ】

生活習慣病…………130
生活習慣病モデル
　マウス……………135
セロトニン…………107
染色体マッピング…125
Zen-BIO 社…………43
足蹠投与………………59

【た】

タイトジャンクション
　………………………99
多因子遺伝性疾患…126
ダルベッコ改変
　イーグル培地………37
誰でもDNAアレイ…159
誰でもDNAアレイ
　解析ソフト………162
探索行動……………103
たんぱくアレイ………4

索引　195

【ち】

腸間膜脂肪 ……………… 40
鎮痛効果測定法 ………… 104

【て】

テアニン ……………… 105
DNA チップ …………… 143
DNA 複製酵素 ………… 152
DNA マイクロアレイ
　………………… 4, 43, 143
db/db マウス ……………… 3
テーラーメイド医療
　……………………… 144
テールサスペンション
　法 ………………… 103
デザイナーフーズ
　………………… 180, 182
点突然変異 ……………… 131

【と】

糖尿病 …………………… 10
ドーパミン ……………… 109
特定保健用食品 …………… 9
トランスクリプト
　ミクス ……………… 184
トランスジェニック
　マウス ……………… 119
トランスファーテスト
　……………………… 112

【な】

内臓脂肪症候群 ………… 32

内臓脂肪蓄積 …………… 32
ナショナルバイオリ
　ソースプロジェクト
　……………………… 117
ナンセンス変異 ………… 138

【に】

2 型糖尿病 ……………… 120
二糖類分解酵素 ………… 12
ニュートリゲノミクス
　…………………… 4, 184

【の】

脳障害評価法 …………… 104
能動的回避試験 ………… 111
脳微小透析法 …………… 108
ノックアウトマウス
　………………… 119, 132
ノベルオブジェクト
　テスト ……………… 103

【は】

パーフェクトマッチ
　……………………… 146
バーンズ迷路 …………… 102
バイオマーカー …………… 1
ハイスループット化
　……………………… 153
ハイブリダイゼー
　ション ……………… 150
白色脂肪組織 ……………… 33
8-ヒドロキシデオキシ
　グアノシン ………… 189

パッシブアボイダンス
　実験 ………………… 101
パッチクランプ法 ……… 57

【ひ】

ビームテスト …………… 104
ビオチン標識 …………… 157
ビオチン標識化
　ターゲット DNA …… 162
光トランスダクション
　…………………… 77, 79
微小電流 ………………… 58
ヒト脂肪細胞 …………… 43
肥満 ………………… 32, 49
評価用ツール ……………… 4
表現型 …………………… 130
標識化オリゴ DNA
　……………………… 161
疲労回復，脳障害測定
　……………………… 104

【ふ】

ファンクショナル
　フーズ ……………… 180
フィトケミカル ………… 179
フォトリソグラフィー
　……………………… 146
副睾丸脂肪組織 ………… 37
ぶどう膜 ………………… 72
フラボノイド …………… 25
フリージング実験 ……… 102
ブレインマイクロ
　ダイアリシス法 …… 108

プロテオーム解析……185
プロテオミクス………184
分子認識光固定化……169
分子認識光固定化法
　………………………167

【へ・ほ】

変異体…………………130
ホールボードテスト
　………………………103
ボグリボース……………16
ポジショナル
　クローニング………131
ポリスチレン微小球
　………………………169
ポリフェノール…………87
ポリメラーゼ…………152

【ま】

マイクロサテライト
　………………………144
マウスアディポ
　ネクチン……………173
マクロファージ…………35
末梢血検診……………148

【み】

ミスセンス変異………138
ミスマッチ……………146
密着結合…………………99

【む・め】

無修飾オリゴDNA……162

迷路学習試験法………101
メタボリック
　シンドローム…………32
メタボロミクス………184

【も】

網膜………………………72
網膜色素細胞……………75
毛様体平滑筋……………86
網羅的DNAマイクロ
　アレイ………………145
モリス水迷路試験……111

【や・よ】

夜盲症……………………82
予後予測診断…………148

【ら】

ラット単離脂肪細胞……37
ラット内臓脂肪由来
　脂肪細胞………………40

【り】

リコンビナント・イン
　ブレッド系統………123
量的形質遺伝子座……125

【る】

ルチノシド類……………85
ルテオリン………………25

【れ・ろ】

レプチン…………………34

ローターロッド………104
ロドプシン…………77, 92
ロドプシン再生試験
　…………………………93

【数字】

3T3-L1…………………36
8-OHdG………………189

【A】

AC…………………………83
AGH………………………13
ALDH2…………………164
AMP-activated protein
　kinase…………………38
AMPK……………………38
ARMD(aged-related
　macular
　degeneration)………82
α-glucohydrolase………12

【B】

BBB(blood-brain
　barrier)………………106
BCA………………………84
BCIP/NBT……………155
Biotin-11-dUTP
　…………………155, 156
BMI(body mass index)
　………………………178

【C】

$C_{19}H_{27}CHO$………………78

索　引　*197*

C3G……………………38
Cy………………………38
Cy3……………………147
Cy5……………………147

【D】

DIT（diet-induced thermogenesis）……51
DMEM…………………37
dNTP…………………156

【E】

ELISA…………………173
Endothelin-1…………87
ENU……………………131
ET-1……………………87

【F】

Fluo-4…………………55
Fura-2…………………55

【G・H】

GeneChip……………145
HEK293VR11…………53

【I・K】

IL-6（Interleukin-6）……44

in silico………………129
IVT（in vitro transcription）………150
KRBH……………………37

【M・N】

MCP-1（monocyte chemoattractant protein-1）……………35
MM………………………146
mouse Acrp30…………175
MPEX（Multiple Primer EXtension）…………143, 152
MPEX in a PCR tube…………158
N-ethyl-N-nitrosourea…………131

【P】

PAI-1……………………34, 44
plasminogen activator inhibitor-1……………34
PM………………………146
pseudo-in vivo…………16

【Q・R】

QTL（quantitative trait locus）……………125, 135
RI………………………123
RPE……………………75

【S】

S-BIO PrimeSurface…………143, 151
SNP……………………144, 154
SVF（stromal vascular fraction）………………38

【T】

TEF（thermic effect of food）…………………51
TNFα（tumor necrosis factor α）………………34
transient receptor potential vanilloid subtype1………………49
TRPV1…………………49, 51

【V】

VDT（visual display terminals）……………71

<責任編集者>
津田　孝範（つだ　たかのり）　　　中部大学応用生物学部
堀尾　文彦（ほりお　ふみひこ）　　名古屋大学大学院生命農学研究科
横越　英彦（よこごし　ひでひこ）　静岡県立大学食品栄養科学部

<著　者>　執筆順
松井　利郎（まつい　としろう）　　　九州大学大学院農学研究院
渡辺　達夫（わたなべ　たつお）　　　静岡県立大学食品栄養科学部
松本　　均（まつもと　ひとし）　　　明治製菓（株）　食料健康総合研究所
若菜　茂晴（わかな　しげはる）　　　（独）理化学研究所　ゲノム科学総合研究センター
木下　健司（きのした　けんじ）　　　武庫川女子大学薬学部
星野　文彦（ほしの　ふみひこ）　　　（株）豊田中央研究所　バイオ研究室
大澤　俊彦（おおさわ　としひこ）　　名古屋大学大学院生命農学研究科

食品の生理機能評価法
―実験系とツールの新展開を目指して―

2007年（平成19年）3月30日　初版発行

監　修	日本栄養・食糧学会	
責　任編集者	津　田　孝　範 堀　尾　文　彦 横　越　英　彦	
発行者	筑　紫　恒　男	
発行所	株式会社 建帛社 KENPAKUSHA	

〒112-0011　東京都文京区千石4丁目2番15号
　　　　　　TEL(03)3944-2611
　　　　　　FAX(03)3946-4377
　　　　　　http://www.kenpakusha.co.jp/

ISBN978-4-7679-6117-0　C3047　　　　亜細亜印刷／常川製本
Ⓒ津田・堀尾・横越ほか，2007　　　　Printed in Japan
（定価はカバーに表示してあります）

本書の複製権・翻訳権・上映権・公衆送信権等は株式会社建帛社が保有します。
JCLS〈㈱日本著作出版権管理システム委託出版物〉
本書の無断複写は著作権法上での例外を除き禁じられています。複写される場合は，㈱日本著作出版権管理システム(03-3817-5670)の許諾を得て下さい。